Franz Pera · Die ganz begreifliche Angst vor Testaten

Franz Pera

Die ganz begreifliche Angst vor Testaten

Erbauliches und Ergötzliches, Trostsprüche,
Merksätze und Bahnungshilfen für Vorkliniker

Angefertigt ohne Genehmigung der Hohen Fakultät
— Für Irrtümer wird nicht gehaftet —
(Raubdrucker seien hiermit gewarnt)

1979

Bouvier Verlag Herbert Grundmann · Bonn

CIP-Kurztitelaufnahme der Deutschen Bibliothek

PERA, FRANZ
Die ganz begreifliche Angst vor Testaten: Erbaul. u. Ergötzl., Trostsprüche, Merksätze u. Bahnungshilfen für Vorkliniker; angefertigt ohne Genehmigung d. zuständigen Hohen Fak.; für Irrtümer
wird nicht gehaftet (Raubdrucker seien hiermit gewarnt) / Franz Pera. – Bonn: Bouvier, 1979.

ISBN 3-416-01538-X

Franz Pera
Haselweg 19
5309 Meckenheim

Kurztitel: Pera, Franz: Die ganz begreifliche Angst vor Testaten. Erb. u. Erg., Trspr., Mrksä. u. Bahhi. f. Vokli. 1. Aufl. Meckenheim: Pera, 1979.

Teile der vorliegenden Arbeit sind den folgenden Werken des Verf. entnommen, andere wurden speziell dafür erdacht:
Feierabendgedanken eines Anatomen (unveröff.)
Der Bonner Anatomenball 1979 (vergriffen)
Wissen schafft ganz schön (geplant)
Pera's Pera: a Dastra (Unikat im Besitz von K. F.)
The anatomian disharmonists (erst eine Idee)

 In der Beschränkung zeigt sich der Meister

✳ (Irrtum oft unbekannte Lebensweisheit) ✳

Vorwort

Gerade im Fach Anatomie, das sich so viele Namen gemacht hat, haben die meisten jungen Studenten der Medizin den Eindruck, das eigene Gehirn sei zu klein, um alles zu fassen. In Vorahnung oder im Angesichte des Prüfers, der die Selbstverständlichkeit seines in langen Jahren erworbenen Wissens selbstverständlich auch von seinen Prüflingen erwartet, stellt sich da leicht ein Gefühlszustand ein, der je nach Gemütslage und Kenntnisstand irgendwo zwischen flau und panikartig anzusiedeln ist.

Aus Erfahrung weiß wohl jeder, daß oft ein Schlüssel nötig ist, um unanschauliche Fakten aufzubereiten oder komplizierte Sachverhalte transparent zu machen. Je einfacher, je primitiver dieser Schlüssel, desto besser eignet er sich dazu, den Zugang zum Bewußtsein, zum Verständnis, zum Behalten zu öffnen. Mit Logik muß er nichts zu tun haben.

Die in dieser Sammlung enthaltenen Lernhilfen mögen deshalb nicht als unmittelbares Abbild des IQ des Verfassers verstanden werden, wenngleich manche persönlichen Ansichten mitverarbeitet wurden. Es handelt sich vielmehr um unter teilweise erheblichem geistigen Aufwand entstandene und gewollte Simplifikationen, die als Schlüssel, Synapsenschmiere, Bahnungshilfen oder Wegweiser für die Nervenimpulse im Neuronenwirrwarr des Gehirns dienen sollen. Vor allem sollen sie dazu anregen, selbst nachzudenken.

Die Anatomie des Menschen ist wahrscheinlich sehr logisch aufgebaut; die anatomische Nomenklaviatur ist jedoch für mein zwar nicht absolutes Gehör ganz gehörig verstimmt. Ein paar Kostproben gefällig?

A-Zellen, B-Zellen, C-Zellen (Pankreas, Schilddrüse);
a-, β-, γ-Zellen (Hypophyse);
Aa-, β-, γ-Fasern (Nervensystem);
Follikel in mindestens 6-facher Bedeutung (siehe Pschyrembel); Tertiärfollikel im Ovar sind etwas ganz anderes als ebensogenannte im Lymphknoten (siehe v. Mayersbach-Reale I!
Papillen und Mamillen (siehe Zunge, Duodenum und Kioskaushang);
Knötchen und Knoten (grundsätzlicher Unterschied! Da können Prüfer sehr böse werden);
oder die Krinetik der Drüsen: exo-apo-mero-ek-holo-endokrin.
Wer Altgriechisch kann und Latein, hat es nicht leicht.

Diesen und anderen mehr oder minder Verzweifelten, die die deutsche Sprache zwar für ziemlich klippenreich, die wissenschaftliche, insbesondere die anatomische jedoch mit einigem Recht für undurchschaubar ansehen, soll das hier vorgelegte Büchlein eine Hilfe sein, sich mit dem gegenwärtigen Zustand vertraut zu machen (Der Zweck heiligt die Mittel). Es soll ihm Anregungen bieten, das Gelernte einprägsam zu machen, und es soll ihm zur Warnung dienen, sich im späteren Leben — sollte es ihn je in die Wissenschaft verschlagen — als Wortschöpfer zu betätigen und das Klavier noch mehr zu verstimmen.

Des weiteren soll das Büchlein meine Vorlesungen von bisher alljährlich wiederkehrenden Auflockerungsübungen entlasten. Wem steht frühmorgens um 9 Uhr auch schon der Sinn danach, doppelbödige Satzkonstruktionen zu durchschauen? Mitschreiben oder nicht mitschreiben? Diese Entscheidung kann man zu dieser Zeit niemandem zumuten. Zunächst auf lokaler Ebene getestet, wurden einzelne Beiträge ins potentiell ubiquitäre umgeformt und streben Allgemeingültigkeit an: Die Angst vor dem Anatomen durch einen fachlich wie menschlich höheren Wissensstand über Anatomen zu verringern. Und wenn nach Lektüre dieses Buches der Tablettenkonsum vor Prüfungen vermindert werden könnte (das beste Mittel gegen Schlaflosigkeit ist Hopfensaft in ortüblicher Brauweise ad libit.), dann war das meine hinter dem Klamauk verborgene Absicht.

Ich rechne deshalb mit der Nachsicht all meiner Kollegen, die es ohnehin besser wissen, und mit Verbesserungsvorschlägen und Anregungen.

Anatomie ist zu schön, um unverständlich zu bleiben.

Franz Pera

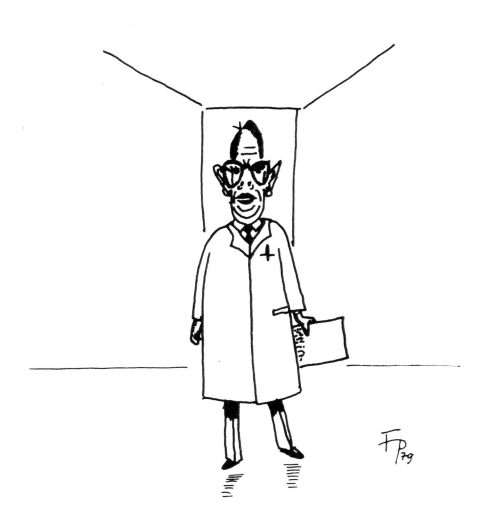

„Die ersten vier von Tisch 1, hereinkommen!"

Die ganz begreifliche Angst vor Testaten

Prüfer: Na, wird's bald?

Prüfling: (schweigt)

Prüfer: Sie haben wohl nichts gelernt?

Prüfling: Doch, aber ich habe Ihre Frage nicht verstanden.

Prüfer: So, nicht einmal die Frage hat er verstanden. Wie stellen Sie sich das eigentlich später vor, wenn Sie vor dem Patienten stehen und genau so wenig wissen wie jetzt? Tut mir leid, aber so geht das nicht! Der nächste! Ach, das sind Sie? Also los!

2. Prüfling: (schweigt)

Prüfer: Können Sie nicht reden?

2. Prüfling: Was soll ich sagen?

Prüfer: Was ich gefragt habe vorher.

2. Prüfling: Ich habe Ihre Frage leider nicht mehr im Gedächtnis.

Prüfer: Also auch nichts gelernt. Dreimal die Null, mir macht das nichts aus.

3. Prüfling: Herr Professor, Sie haben, wenn ich mich recht erinnere, noch gar nichts gefragt.

Prüfer: Ja glauben Sie denn, der Patient kommt später zu Ihnen in die Praxis mit einer fertigen Diagnose und Sie brauchen nur unterschreiben? Sie bekommen auch drei Nullen.

4. Prüfling: Ich auch?

Prüfer: Nein, Sie nicht, Sie haben ja wenigstens einen neuen Kittel an. Aber eine Null muß ich Ihnen geben, weil die übrigen drei so schlecht waren. Rufen Sie die nächste Gruppe herein.

Dass es auch anders gehen kann, beweist der folgende
Dialog:

Prüfer: Wie heißt dieser Muskel?
Prüfling: Das ist der Musculus, äh, äh, der Musculus, äh.
Prüfer: ster - no --
Prüfling: ?
Prüfer: clei -
Prüfling: ?
Prüfer: - do - , na!
Prüfling: us.
Prüfer: Nein, jetzt noch nicht. Der ster-no-cleido-ma-
Prüfling: ?
Prüfer: ma - sto-
Prüfling: äh, - us?
Prüfer: i - de - , na kommt es Ihnen jetzt bekannt vor?
Prüfling: us!!
Prüfer: Richtig, der Sternocleidomastoide - us!! Wunderbar!
Bestanden! Die Grundtatsachen sitzen auf jeden Fall. Und das
übrige kommt dann schon noch mit der Praxis. Ich hörte übri-
gens, Sie spielen auch so hervorragend auf der Orgel? Na,
ist ja wunderbar, wie begabt unsere jungen Studenten doch
sind.

· sieben ·

STUDENTISCHE IMPRESSIONEN

Jedes Semester strömen zahlreiche bis -lose Quantitäten von Studenten in unsere Vorklinik. Jeder von ihnen fühlt sich wichtig. Aber um dieses Gefühl nicht übermächtig werden zu lassen, haben die Götter vor den Lohn die Anatomen gesetzt. Weil die besonders schlecht entlohnt werden.

Kurzer Rede langer Sinn: Sollten Ähnlichkeiten mit lebenden Personen nicht erkennbar sein, liegt es am mangelndem Zeichentalent des Verfassers. Beabsichtigt waren sie jedenfalls. Wenn auch nicht portraitgenau. Sinngemäß halt.

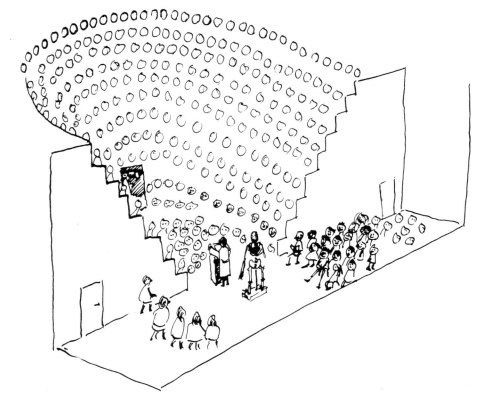

In der Schule wurden sie bebrütet,
im Abi sind sie ausgeschlüpft.
Nun sitzen sie, nicht mehr behütet,
im Hörsaal, wo vorn einer hüpft.

Bei Lorenz können wir es lesen:
Das Entlein, das der Schal' entkommen,
folgt aus Lieb' dem ersten Wesen,
und was sieht's? Den Anatomen.

Gar herzlich möchte dieser sie begrüßen,
zitiert den Maulwurf, um den Stoff zu süßen,
und denkt, daß ihren Lauf sie nehme,
die bundesdeutsche Ärzteschwemme.

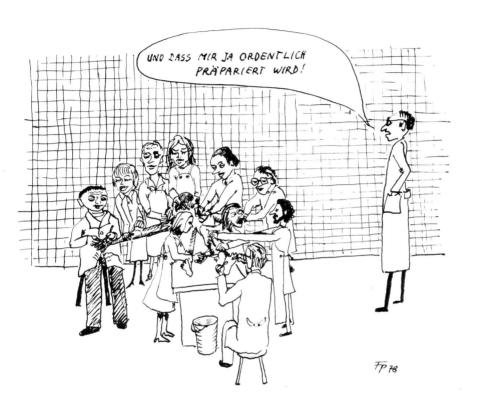

Ob Meister oder Meisterin,
lästig sind sie; immerhin
manche denken manchmal dran,
wie schwer sie sich einst selbst getan.

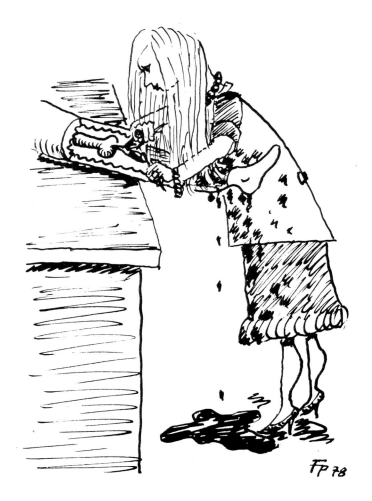

Der Kommilitonin ihre langen
blonden Haare hangen
in die Leich hinein.
Und schmutzig ist sie obendrein.
Das darf nicht sein, neinnein!
Im nächsten Bild seh'n wir einmal,
wie man sich richtig kleid't im Saal.

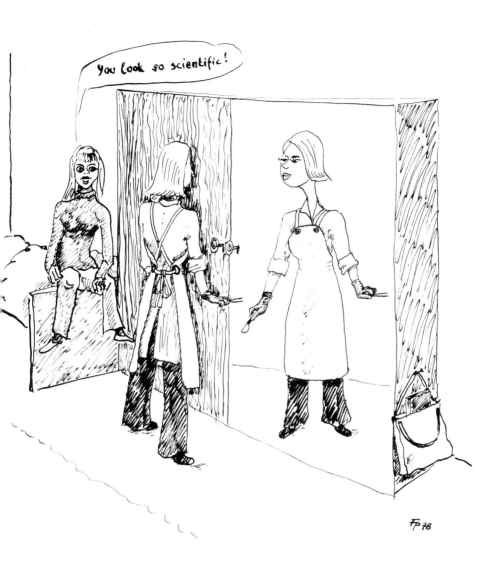

In diesem Aufzug ist sie würdig
und dem Professor ebenbürdig,
die Schürzenjäger scheut sie nicht,
denn Gummi, der ist wasserdicht.

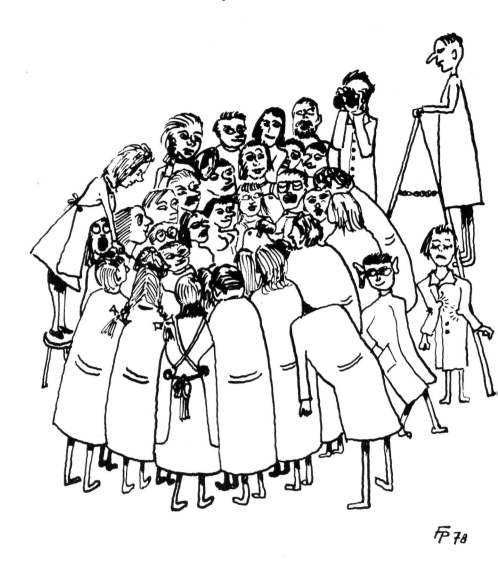

FP 78

Wo viele schon stehen, da ist etwas los.
Auf dem Jahrmarkt ist es genauso. Bloß
dort muß man zahl'n. In dieser Runde
ist gratis die Weisheit aus kundigem Munde.

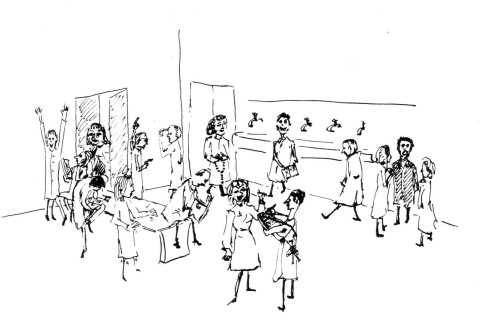

Was hat er gegeben? Was hat sie gefragt?
Vor'm Testat wird gezittert, gezagt.
Wie du dich fühlst? Heut geht es rund.
Prüfung ist Stress, und Stress ist gesund.

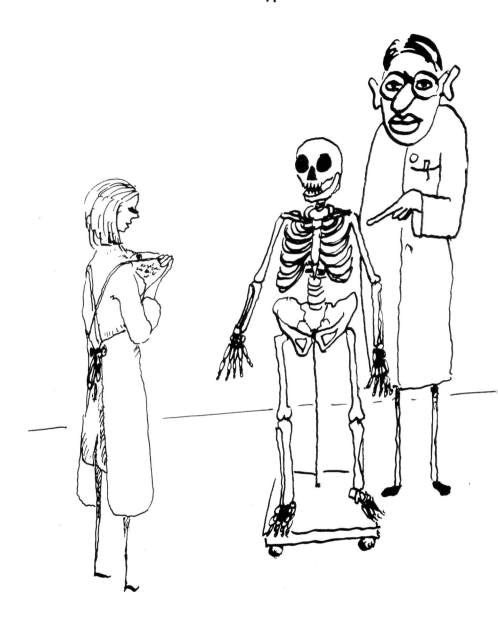

Wo andere stottern, zaudern,
sie kann ganz gelassen plaudern,
weil auf ihrem Schürzenlatz
geschrieben ist es, Satz für Satz.

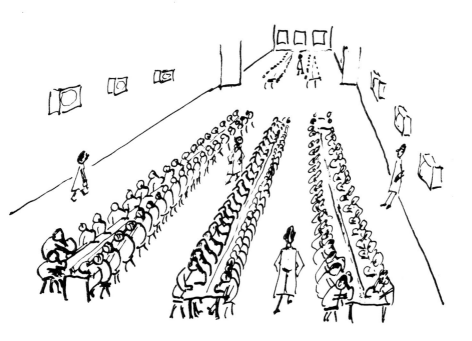

Oh alte Präparherrlichkeit,
wohin bist du entschwunden.
Wo winters allseits Heiterkeit,
müd sind die frühen Stunden.

Zum cand. med. ist es nicht mehr weit.
Bald steigen sie auf den Venusberg *
und denken öfter an die Zeit
beim Fleischnauer[xx] und Wartenberg,[xx]
an Andi,[xxx] Pichi[xxx] oder Inge;[xxx]
ja, wenn das hier auch so ginge.

Doch wenig Jahre später nur
ein Doktor sieht auf seine Uhr.
"Der nächste, bitte", ruft er dann.
Genau so fängt das Leben an.

* Bonner Hausberg mit Univ. Kliniken
xx + xxx stellvertretend für alle Bonner Lehrer der Vorklinik

LEXIKON FÜR PRÄPNEULINGE

A Anatomen: sind auch nur Menschen oder waren es früher einmal
Alkohol: Flüssigkeit zum Fixieren von Leichen und Lösen von
Gedanken
Angst vor Prüfungen: von Lehrern geschätzte und geförderte
Motivation zum termingerechten Aneignen des Testatstoffes

B Bedingungen für den Erhalt des Scheines: "Du sollst:
I. in Hörweite des Tischassistenten nur Positives über
ihn äußern
II. überhaupt Deinem Lehrer mit größter Ehrfurcht
begegnen
III. stets einen sauberen Kittel tragen
IV. bei Anwesenheitskontrollen stets anwesend sein
V. bei Demonstrationen an der Leiche in der ersten Reihe
stehen
VI. die bei den Präparatoren erhältlichen Skripten, Bestecke,
Gummihandschuhe etc. kaufen und liegengebliebene Bestecke
etc. dort abliefern
VII. Deinen Arbeitsplatz so verlassen, wie ihn der
Präparator anzutreffen wünscht.
VIII. bei Testaten nur antworten, wenn man Dich fragt
IX. Deinem Tischassistenten das Gefühl menschlicher Wärme
vermitteln."
Bierabend: Probates Mittel um Tischassis besser kennenzulernen
(s. auch unter Weinabend)

C Cerebrum: Quabbeliger Brei mit entsetzlicher Nomenklatur,
zum Denken wohl nur schwerlich geeignet
Czeslaw: beliebter Prüfername

D Diebstahl: Beliebte Sportart im Umkleideraum
Dummheit: Prüfermeinung über Studenten, die zuerst denken,
bevor sie sprechen

E Ellbogen: meistverwendete Nahkampfwaffe bei anat. Demonstra-
tionen
Einkommen, hohes: uneingestandenes Motiv zur bestmöglichen
Anlage der Abiturnote
Erfolgserlebnis: z.B. den Wagen des Institutschefs zugeparkt
zu haben

F Formalin: halluzinogene Droge, auch als Ausrede für Zigaretten-
pause geeignet
Fall-out, geistiger: Nebenbemerkungen bei Vorlesungen

G Gefäße: zu den Leitungsbahnen gehörige schlauchförmige
Gebilde mit verschiedenen Bezeichnungen
Gummischürzen: halten sauber, trocken und warm
Geschlechtsverteilung bei Nullen: prüferspezifisches
Auswahlkriterium zur Verhinderung einer einseitigen
Ärzteschwemme

H Hilfsassistenten (oder Vorpräparanden): Im Umgang mit
Webertafeln bereits geübte ältere Kommilitonen
Humor: Fremdwort
Hobbies von Anatomen: sollten Prüflinge rechtzeitig er-
kunden (z.B. Garten, Kochrezepte, Spiegelreflex, Cello)

I Imbiss: Die Einnahme eines I. auf dem Saal ist untersagt

J Jedermann hat das Recht, bei Testaten die Aussage zu
   verweigern

K Kopftuch: Nützliches Zubehör zur Verhinderung einer Ver-
   mengung von Fremdkörpern mit dem Haupthaar
   Kontakt, körperlicher: Bei Demonstrationen teils lieb- teils
   unliebsam empfundener Druck in unterschiedl. Leibesregionen
   k: ersetzt das 'c' des Südens (z.B. bei Prokessus vermif.)

L Lehrer: selbsternannte Respektsperson
   Leere, geistige: Dauerzustand während des Wintersemesters
   Lachen, lautes: ist auf dem Saal untersagt
   Liebe: kann hemmend oder förderlich sein, aber auch
   vergänglich

M Mädchen: Nebenberuf einiger Medizinstudentinnen
   Mittelhirn: Gerngeprüfter Begriff aus der Neuroanatomie
   Masochisten: Studenten, denen der Präpkurs Freude macht
   Musik machen: ist auf dem Saal untersagt
   Magen: Prädilektionsstelle für das Auftreten einer Gastritis

N Nikotin: verbessert Prüfungsleistungen nur unwesentlich
   Nerven: muß man oft bei Testaten zeigen
   Nervenkitzel: Versuch unvorbereitet ein Testat beim Chef
   abzulegen
   Nomenklatur, anatomische: Lexikon aus der babylonischen Zeit
   Nullen: ersetzen fehlende Kreuze auf den Testatkarten

O Organisieren: Methode zum wohlfeilen Erwerb von Atlanten
   und anatom. Pinzetten
   Ordentlicher Professor: höchstgestelltes Mitglied des Lehr-
   körpers, erkennbar an seltener Anwesenheit im Saal
   Oben ohne: ist auf dem Saal untersagt (Schade!)

P Platinringe: sollte man nicht auf dem Damenklo liegenlassen
   Photographieren: ist auf dem Saal untersagt
   Professorenkinder: gutes Gesprächsthema, wenn einem sonst
   nichts einfällt
   Punkte, Vergabe von: Lotterieähnliches Glücksspiel

Q Qual: seelischer Zustand des Prüfers, wenn der Prüfling
   nach langem Nachdenken doch das Richtige sagt
   Qualm, duftender: olfaktorisches Erkennungszeichen für
   die Anwesenheit eines niederbayerischen Gelehrten

R Radikale Studenten: nostalgischer Begriff aus den späten
   Sechzigern
   Rauchen: ist auf dem Saal untersagt
   Rigorosum: Berufsberatung, Alternativen zum Medizinstudium

S Skalpell: Gefährliches Instrument zum versehentlichen Durch-
   trennen von Nerven und Fingerbeeren, als Angriffs- oder
   Drohwaffe bei Testaten selten verwendet
   Scheiße: vulg. Kürzel für: "Der Prüfer hat erkannt, daß
   ich wieder mal nichts gelernt habe"
   Skripten: unverbindliche Anhäufung von Fremdwörtern
   Sauberer Kittel:Indiz für mangelnden Einsatz beim Präparieren
   Schein: Papier, DIN A 5, geringer Materialwert, als Erinnerungs-
   stück für bittere Stunden von gewisser Bedeutung

T Traum: während des Wintersemesters meist als Alp-T. auf-
  tretende Form nächtlicher Testatvorfreuden
  Testat: gleicht der Ersteigung eines Mount Everest ohne O_2

U Unterdrückung eigener Meinungen: chronische Demutsgebärde
  NC-geschädigter Kommilitonen
  Unterricht, anatomischer: rasche Verlesung von langen Fremd-
  wörtern
  Ursache von Prüfungsangst: in den meisten Fällen eine
  bevorstehende Prüfung

V Vierhügel: Hinterteil des Mesencephalon, kein Teil des
  Siebengebirges!
  Venusberg: Traumberg Bonner Vorkliniker
  Vesalius: berühmter Anatom
  vegetatives Nervensystem: Netzwerk von Knoten und Fasern
  (vgl. Rindsrouladen), das während des Präpkurses Verstand
  und Willen ausschaltet

W Weinabend: Höhere Form der Tischassibestechung
  Witze machen: ist auf dem Saal untersagt
  Warum: In der Anatomie unübliches Fragewort
  Warten: Massensport bei Testaten

X X (gespr. 'iks'): zwei davon verhindern die männl. Differen-
  zierung

Y Ypsilon: kleines aber wichtiges Chromosom, das sich seit
  einiger Zeit starken emanzipatorischen Angriffen ausge-
  setzt sieht. Fluoresziert deshalb nach Quinakrinfärbung
  grün

Z Zeitung lesen: ist während der Chefvorlesung untersagt
  Zudrücken von Augen: geschlechts- und stimmungsabhängige
  Prüferunart bei Testaten
  Zeigen Sie mir mal: Präambel von Testatfragen

ABENDGEBET EINES FROMMEN ÖSTERREICHISCHEN
ALTPHILOLOGEN

Μūδη βίν ίχ, γε ζδυρ Ρδυ, σχλτεσσε
μεῖνε Αůγεν ζδυ. Φάτερ, λάss
δίε Αůγεν δεῖν ύβερ
μεῖνεμ Βέττε
σεῖν.

Ich über uns

Junge Anatomen

Um die Vordergründigkeiten, die jedem ins Auge fallen, zu
entlarven: Der anatomische Einheitsstaat ist gar nicht so
totalitär, wie man meint. Natürlich hat die Führung das
Sagen, aber Dissidenten droht heute nicht mehr Folter und
Ausweisung. Man begnügt sich mit einer gehörigen Unter-
richtsverpflichtung, allenfalls mit einer zeitlich be-
fristeten Abschiebung in den Leichenkeller und nur in
hartnäckigen Fällen greift man zur Verleihung der venia
legendi, die auch den eigenwilligsten Systemgegner bald
in Reih' und Glied marschieren läßt.

Alte Anatomen

Torheit schützt vor Alter nicht, eine gesicherte Erkenntnis.
Da die Anatomen zu den langlebigsten Berufsgruppen zählen
- was sicher mit ihrer Tätigkeit zusammenhängt (kleines
Einkommen, daher Verzicht auf schnelle Autos und opulente
Speisen, biologische Nahrungsmittel aus dem eigenen Garten,
keine Flugreisen, immer von dankbarer Jugend umgeben) -
gibt es viele Anatomen, die man noch zu Lebzeiten als "Alte
Anatomen" bezeichnet. Sie sorgen dafür, daß das konser-
vierende Element im Fach bewahrt wird. Ihre Zeit scheint
still zu stehen, nur das Datum ändert sich ab und zu.
Manche alten Anatomen nehmen sich sehr wichtig, aber das
ist nichts neues bei ihnen. Unter den anderen gibt es
einige, die wichtig genommen werden, aber nicht weil sie
alt sind, sondern halt so. Zum großen Rest werde ich
wahrscheinlich auch einmal gehören; einen Garten habe ich
schon.

CR 21 M20

Wünsche

Ich wollte vieles niemals tun:
Lehrer zum Beispiel: Ich bin es nun,
und schon gar nicht Anatom.
Das hab ich davon!

Ich wünschte mir dringend,
im schönen Süden zu altern.
Das Alter kommt zwingend,
und jetzt hab ich den Norden bald gern.

In einer Stadt verbrachte ich mal einen Tag.
Die war häßlich und scheußlich.
Wie man hier nur leben mag?
Dacht' ich. Und war bald darauf dort häuslich.

Keine Angst, ihr lieben Bonner,
Das war noch nicht Bonn.
Wir verließen G███████* im Zehntonner
einer halbwegs achtbaren Möbelspedition.

Ich will damit folgendes sagen
(Sie müssen gar nicht grinsen!):
Die Wünsche aus den Jugendtagen
gehen oftmals in die Binsen.

Man muß sich arrangieren
auch in der besten aller Welten,
nicht nach den Sternen gieren,
und Sternstunden sind selten.

* unkenntlich gemacht im Auftrag des Fremdenverkehrsamtes
Gießen

Herr kollege!

SZENEN

AUS

DEM

PRÄPARIER KURS

Zeigen sie mir mal!

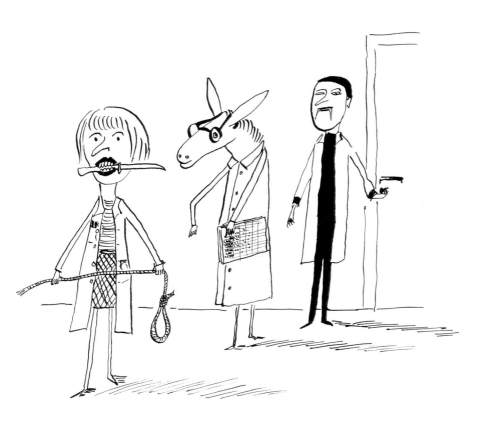

Einzug der Prüfer

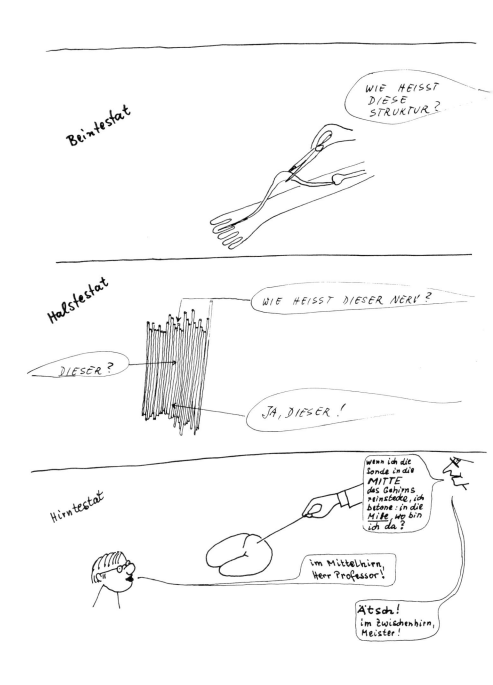

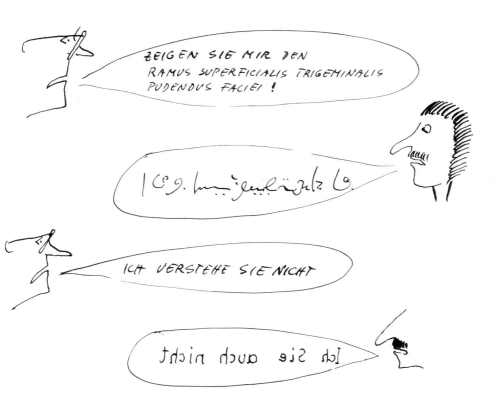

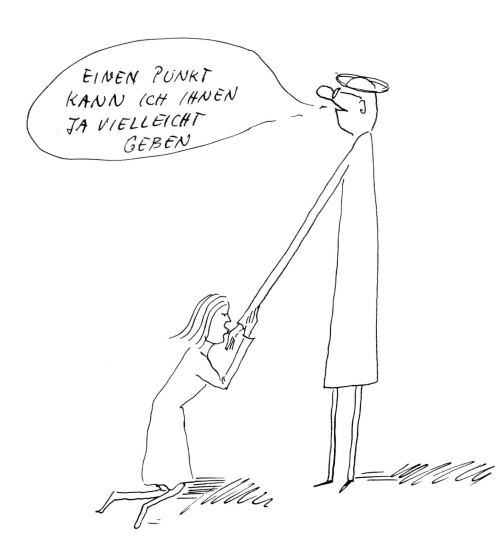

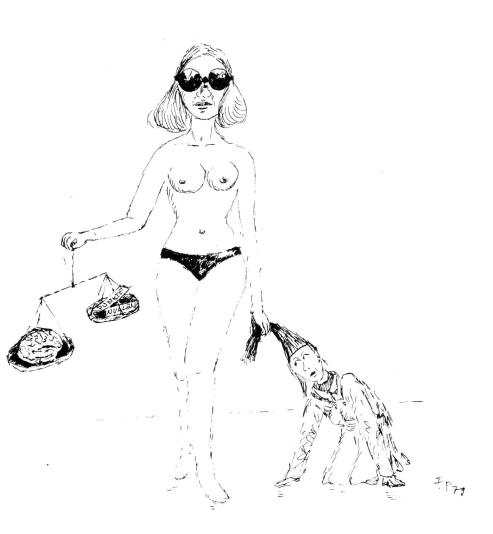

Eine Ballade

Pünktchen und Anatom

Ein junges, vielversprechend' Paar
begibt sich an den Ausgangspunkt.
Ein Kurs steht an in diesem Jahr,
die Freunde haben noch geunkt.

Der Ausgangspunkt reicht nicht zum Schein
Beim Punktesammeln kommst in Trab.
Sie rennen, keiner holt sie ein - -
Herr! O hilf, die Luft wird knapp!

Zum Arbeitstag macht man die Nacht,
man lernt, auch wenn die Sonne lacht.
Man giert und eifert, wird sich Feind:

Weit weg die Zeit, in der vereint
man lachte, weinte, ernsthaft war.
Wie hat verändert sie dies Jahr!

Punkte, Punkte! Viel, nur viel,
a l l e Punkte war'n ihr Ziel.
Ein Häufchen Dreck am Ende bleibt,
aus Punkten zwar, doch ganz entleibt.

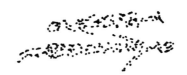

EIN
TRAUM
IN DER
NACHT
VOR EINEM
TESTA   r_____

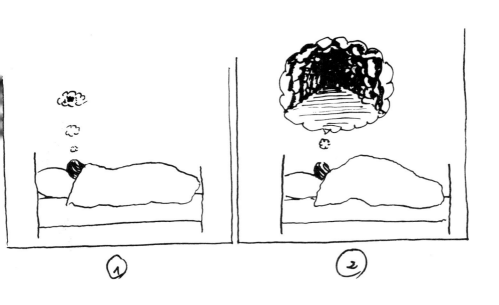

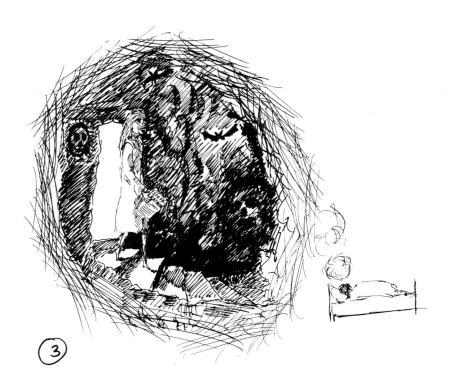

③

④

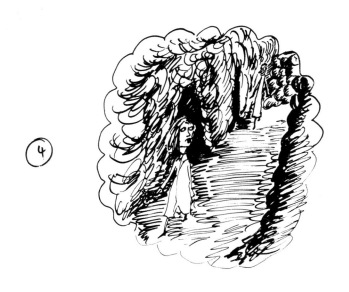

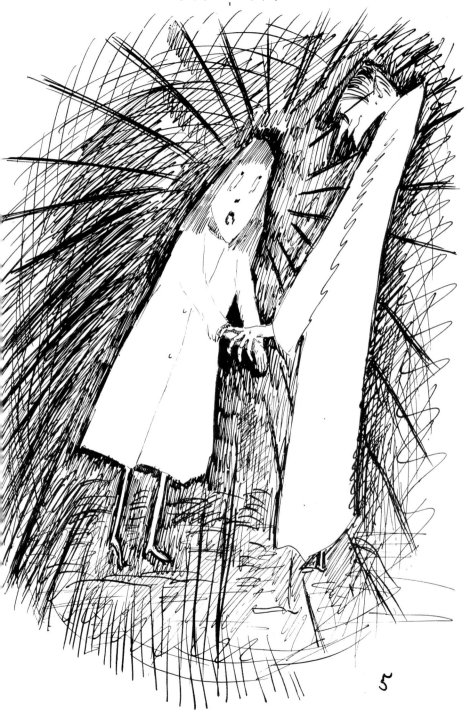

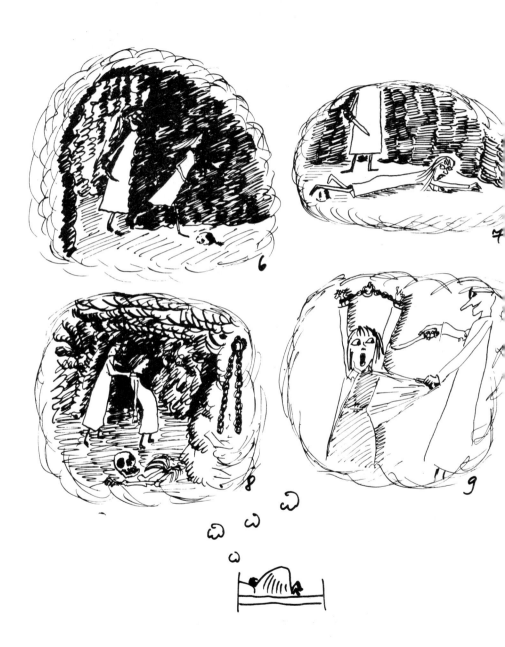

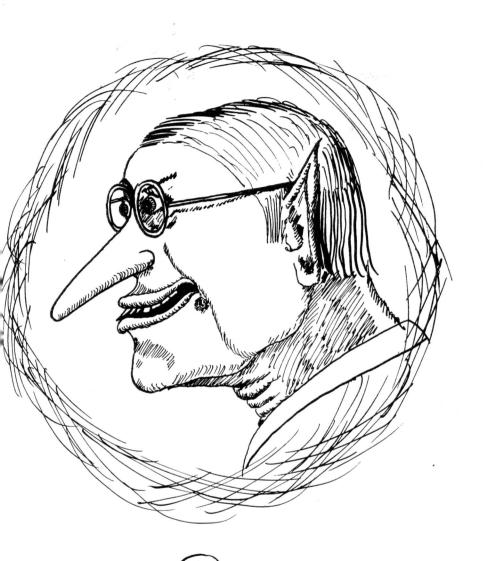

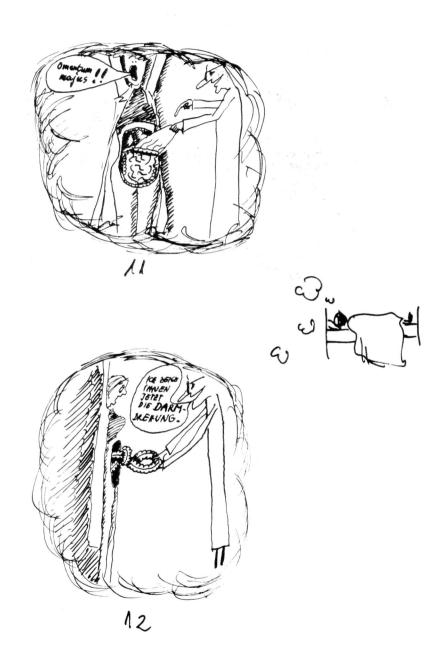

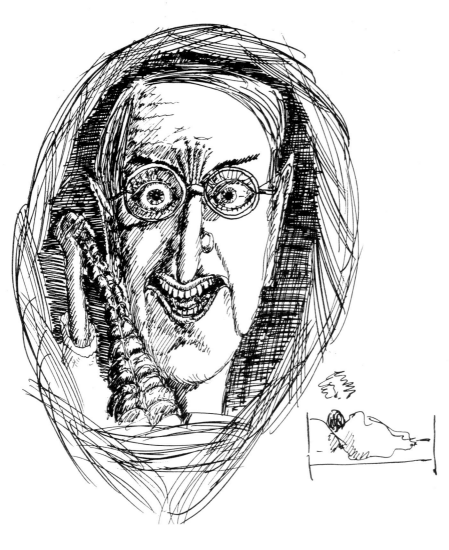

13

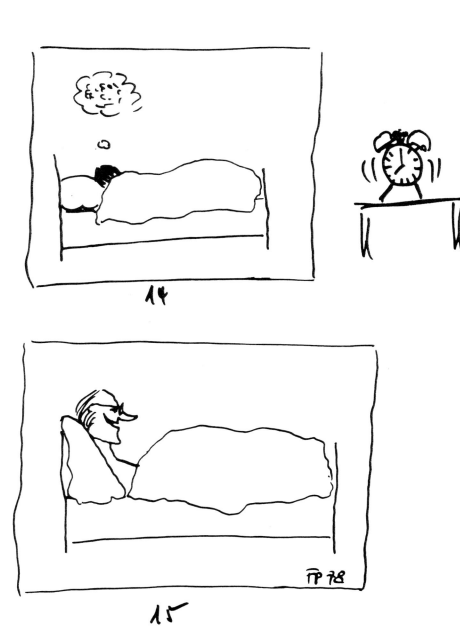

AN ALLE VORKLINIKER

FRUSTRIERT ? GESTRESSSSSt ? Verzweifelt ?

Hast Du Dir so Dein Medizinstudium vorgestellt?

Tausende junger Medizinstudenten sehen sich angesichts der
Überfüllung der Universitäten in ihren Erwartungen enttäuscht.
Massenabfertigung, Entfremdung, Unsicherheit, lieblose und
egoistische Kommilitonen, sadistische Prüfer, politische
Indoktrination, fehlende Parkplätze, und was der Probleme noch
mehr sind. Du bist zum Spielball eines seelenlosen Systems
geworden.

Als späterer Arzt solltest Du Dich jedoch von Anfang an an die
Annehmlichkeiten, die ja eigentlich Selbstverständlichkeiten
sein sollten, einer über das Niveau der Masse hinausgehobenen
Lebensführung gewöhnen können.

Jetzt gibt es den Vesalius-Club!   *Fauzée !* ◀◀
Dort kannst Du Mitglied werden!

Der Vesalius-Club (VC) wurde von der Vereinigung fortschritt-
licher Anatomen (VFA) gegründet und sieht sein vornehmstes
Ziel in der humanitären und gesellschaftlichen Betreuung
künftiger Ärztinnen und Ärzte der gehobenen sozialen Schichten
während ihres vorklinischen Studiums, insbesondere während
des Präparierkurses. Der VC ist weltanschaulich hochstehend
und politisch fast unabhängig. Der VC kämpft für bessere
Studienbedingungen seiner Mitglieder. Er kämpft aber nicht
gegen Windmühlen wie andere Gruppen, sondern kann Dir etwas
bieten, was Du sonst nirgends findest.

Ein Blick auf das vielfältige Leistungsangebot des VC wird
auch Dich überzeugen; es ist speziell auf Deine augenblicklichen
Bedürfnisse zugeschnitten.

- ERLEDIGUNG ALLER FORMALITÄTEN (MELDUNG ZUM PRÄPKURS,
  SCHEINABHOLUNG, ENTSCHULDIGUNGEN BEI FEHLEN, ETC.)
- PARKPLATZRESERVIERUNG
- RESERVIERTE PLÄTZE BEI DEMONSTRATIONEN AN DER LEICHE
  UND IM HÖRSAAL
- PRÄPARIERBESTECK-LEASING MIT REGELMÄSSIGEM WARTUNGSDIENST
  (ZUVERLÄSSIGE VERTRAGSSCHLEIFEREIEN AN ALLEN UNIS)
- BERUFSKLEIDUNGS-LEASING MIT 14-TÄGIGER REINIGUNG: ES STEHEN
  SEHR ATTRAKTIVE DAMEN- UND HERRENMODELLE ZUR AUSWAHL
- ENTSENDUNG EINES VERTRETERS BEI PERSÖNLICHER VERHINDERUNG
- SPINDAUFSICHT SORGT FÜR NACHSCHUB AN GUMMIHANDSCHUHEN,
  WASCHZEUG, KITTELWECHSEL UND BEUGT DIEBSTÄHLEN VOR
- LERNBETREUUNG DURCH HABILITIERTE TUTOREN (MITGLIEDER DES
  PRÜFERKOLLEGIUMS!)
- KEINE WARTEZEIT BEI TESTATEN
- FREIE WAHL DES PRÜFERS !!!
- ELEKTRONISCHE TESTATHILFEN (WANZEN, OHRHÖRER)
- SCHMERZENSGELD BEI UNVERDIENTEN NULLEN
- SCHEINE AUS HANDGESCHÖPFTEM BÜTTEN MIT PERSÖNLICHER
  UNTERSCHRIFT DES KURSLEITERS

Dies ist jedoch noch nicht alles!

Damit der Präpkurs auch wirklich zum idealen Individualkurs
für den fortschrittlichen Medizinstudenten wird, bietet der
Club seinen Mitgliedern noch eine Reihe von VC-Exkursionen
und Veranstaltungen an. Vorgesehen sind u.a.:

- EINE INSTITUTSFÜHRUNG VOM KELLER BIS ZUM DACH
- EIN TAG IM HAUSE DES INSTITUTSDIREKTORS, MIT VOLLPENSION
  NACH ART DER HAUSFRAU
- EINE BERGWANDERUNG MIT EINEM NEUROANATOMEN
- EINE SEGELFAHRT AUF DEM LAACHER SEE MIT EINEM EXP.BIOLOGEN
- EIN BESUCH DER BIOCHEMIKA-WEINGÜTER MIT WEINPROBE
- BESICHTIGUNG VON ANATOMISCHEN INSTITUTEN DES IN- UND
  AUSLANDES MIT GESELLIGEM BEISAMMENSEIN
- UND ALS HÖHEPUNKT EINMAL JÄHRLICH: EIN BESUCH EINES
  ANATOMENKONGRESSES - EINER VERANSTALTUNG, AUF DER SICH
  SOGAR ANATOMEN VON IHRER MENSCHLICHEN SEITE ZEIGEN -
  MIT ERÖFFNUNGSSITZUNG, AUSGEWÄHLTEN WISSENSCHAFTLICHEN
  SITZUNGEN, FESTABEND UND SCHLUSS-SITZUNG

Die Mitglieder erhalten allmonatlich das tabufreie Club-
Magazin "Präp-Echo" zugesandt, mit Analysen, Buchbespre-
chungen, Tips, Leserbriefen und brandneuen Kontaktanzeigen
aller Geschmacksrichtungen.

Wie wird man VC-Mitglied?

Mit der VC-Karte hast Du den Sesam-öffne-dich einer neueren,
einer besseren Studienwelt in der Brief- oder Handtasche.
Ein derartiger Service kann aber nicht für jedermann bestimmt
sein, das ist wohl klar. Er hat auch seinen Preis. Bedenke
jedoch, wieviel ein verlorenes Semester kosten würde!
Nimm Dir also die Chance und versuche, bei uns Mitglied zu
werden. Richte Dein Aufnahmegesuch unter Beifügung folgender
Unterlagen:
    Zulassungsbescheinigung zum Medizinstudium
    Bericht über Deinen bisherigen Studienverlauf
    Referenzen (z.B. Steuerbescheid des Alten Herrn)
    Konto-Nr. des Geldinstituts und Einzugsermächtigung
       für die Mitgliedsbeiträge
    Angabe des Kfz-Herstellers
    Ganzfoto mit oder ohne Badebekleidung
    Paßfoto für die Clubkarte
an folgende Anschrift:
    Vesalius-Club
    Abt. DU-SL
    Postf. 60 50 07
    5300 Bonn 3

Du erhältst dann weitere Informationen. Kein Vertreterbesuch!

Älteren Kollegen, die bereits erfolgreich im verdienstvollen
Berufsleben stehen, bieten wir die Möglichkeit an, Förderndes
Mitglied zu werden. Da die Ziele des VC als gemeinnützig anzusehen
sind, sind die Beiträge steuerlich abzugsfähig; ein inter-
essanter Aspekt, wenn Sie Ihr Sonderausgabenkontingent noch
nicht voll ausgeschöpft haben. Fördernde Mitglieder erhalten
unser Magazin "Präp-Echo" und sind gerngesehene Gäste bei
den gesellschaftlichen Veranstaltungen.
    Der Jahres-Mindestbeitrag für natürliche Einzelpersonen
beträgt DM 200.-, für Ehepaare DM 300.-, für Ehepaare mit
ledigen Töchtern zwischen 18 und 25 Jahren DM 50.- bis DM 500.-
(bitte Fotos der Töchter beilegen)

DAS ANATOMISCHE PUPPENTHEATER

Personen:　Kasper
　　　　　　Professor
　　　　　　Herr ▮
　　　　　　Studenten beiderlei Geschlechts

Vorspiel - Vorhang geschlossen -

Kasper (erscheint vor dem Vorhang)
Sehr verehrtes Publikum!
So von Narr zu Narr darf ich zu Ihnen ja auch sagen
'liebe Freunde'!
Sie erleben heute etwas noch nie dagewesenes auf der Bühne.
Seid ihr übrigens alle da? Beinahe hätte ich das vergessen,
zu fragen. Also!
(dirigiert, bis alle unisono 'Jaa!' rufen)
etwas nie gesehenes, nie gehörtes, geschmackloses - nein -
nie geschmecktes. Eine Haselweger Novität, eine Mecken-
heimer* Erstaufführung, eine im Raum Bonn, in der Bundes-
republik einmalige Darbietung,
schlicht gesagt:
(flüsternd) eine Weltsensation!
(mit normaler Stimmlage) Und wenn Sie nicht ein so ange-
nehmes Publikum wären, würden wir es Ihnen gar nicht
zeigen.
Das Ensemble des Anatomischen Puppentheaters gestattet,
äh, hat die Ehre, sich, äh, Ihnen, äh, Euch, äh, möchte
gern, erlaubt Ihnen, sich vorzustellen in einer medizinischen Vorlesung. Werden Sie nicht gleich rot, Frau ▬▬▬
Sie sind ja schon fast ausgezogen.
Eine - wie sagte ich doch gleich? - ja, eine der un-
gewöhnlichsten medizinischen Vorlesungen vorzustellen,
die je in diesem anatomischen Theater, äh, äh, vorgelesen
wurden.
Ja ja, Ihr Kolleg, Herr Kollege, soll ja auch nicht mehr
so gut sein, wie die Leute früher behaupteten, sagte der
liebe Kollege vom anderen Lehrstuhl.

* Ort der Uraufführung

Nun, ich will die Vorfreude nicht durch Kleinlichkeiten
von hüben und drüben - trüben, sondern Ihnen die Personen vorstellen, die in unserem Stück auftreten. Sonst
verstehen Sie das Stück nicht und wissen auch nicht, wann
Sie lachen sollen. Wär ja furchtbar!
Zu einem Kolleg gehört in allererster Linie ein leib-
haftiger Professor.

Professor (erscheint neben Kasper vor dem Vorhang,
verbeugt sich)

Kasper Ohne Talar, versteht sich, denn unter dem Muff
im 1000-jährigen Reich war es ja wirklich nicht angenehm.
Aber im weißen Kittel ist der Professor schon, damit er
von den Studenten wenigstens bemerkt wird, wenn er im
öffentlichen Ansehen schon immer tiefer rutscht. Der
Professor nähert sich in der Volksgunst ja schon bald
den Intellektuellen, zu denen er doch wirklich nicht
gehört.

Professor (ab)

Kasper Dieser Professor unseres Theaters ist, damit keine
falschen Hoffnungen aufkommen, nicht einer der Institutschefs, also weder Seine Rarität, der Dekan, noch Seine
Unersetzlichkeit, der frühere Herr Dekan. Daß der
Spiel-Professor selbst furchtbar gern Chef wäre, und
dann alles anders machen würde, versteht sich natürlich
von selbst. Ein Professor auf Abruf, sozusagen, ein
unwissenschaftliches Rad am Institutswagen, genauer: ein
wissenschaftlicher Unrat. Er wäre ja gern furchtbar,
dabei ist er nur furchtsam. Ruf oder Nichtruf, das
ist seine Frage.
Die anderen Personen in unserem Stück reden zwar etwas
weniger als der Professor, sind aber nicht unwichtiger,
denn ohne sie gäbe es keine Vorlesung. Nämlich der zum
Tafeldienst abgestellte Angestellte,

Herr ▌. (tritt auf)

ein gewisser Herr -, der uns allen bekannte Herr --,
natürlich, Sie wissen es, der liebe Herr ---. Nein, ich

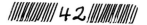

sag den Namen nicht, es soll ja eine Weltsensation sein.
Herr ▮. (ab)
Kasper Ferner tritt auf ein Audi-Fahrer, falsch! Ein
Audi-Torium, Publikümer, Zuhorcher, Leute also, die den
launigsten Einfall des Weißkittels unten am Katheder
ebenso bierernst mitstenographieren wie seine Mahnungen,
während der Vorlesung nicht Zeitung zu lesen und auch
nichts zu stricken.
Ort der Handlung ist ein Hörsaal, so ähnlich wie
unserer daheim.
Zeit der Handlung: zu Beginn eines Wintersemesters
Handlung der Handlung: eine medizinische Vorlesung, wie
sie sich Dr. Klein-Moritz wohl nicht vorstellt, wie sie
heutzutage jedoch üblich ist. Oder irre ich mich? Urteilen
Sie bitte selbst.
Falls der Vorhang nicht wie üblich verklemmt ist, wie
vieles in unserem anatomischen Theater, geht er jetzt
hoffentlich auf
(schiebt Vorhang etwas beiseite)
und Sie sehen das Auditorium, welches sonderbarerweise
und auch das nur heute ausnahmsweise
Auditorium (klopft)
Kasper
solche Professorenohren-schmeichelnden Geräusche von
sich gibt. Normalerweise ist dies heutzutage höchstens
die Reaktion auf die Ankündigung, daß die nächste Vorlesung ausfällt oder daß der Chef beim nächsten Testat
einen Termin beim Minister hat und sich von Dr. André
vertreten lassen müsse.
Und nun angenehme Oberhaltung.
(schiebt unter viel Ächzen und Stöhnen den Vorhang ganz
zur Seite, geht ab)

Hauptspiel

Hörsaal mit amphitheaterartigen Rängen. Auditorium sitzt
auf den Plätzen. Ein einsames Papierflugzeug fliegt
lautlos durch den Saal.

Auditorium Rhabrbararhabarbarabararabarabara (deutlich
sprechen!)
Professor (betritt den Hörsaal)
Aud. (klopft)
Prof. (zum Auditorium gewandt:) (laut)
Meine sehr verehrten Damen und Herren!
(zum Publikum gewandt, Hand an Mund, halblaut) Wie verehrt
die mir sind, werden sie bei den Prüfungen bald erleben.
(zum Auditorium gesandt) Ich begrüße Sie aufs herzlichste
im neuen Semester,
Aud. (klopft stürmisch)
Prof. (zum Publikum) da gnade ihnen Gott.
Herr ◼. (geht an die Tafel und beginnt sie abzuwischen)
Prof. (zum Auditorium, laut) Ärzte ohne anatomische Kennt-
nisse sind wie Maulwürfe. Sie graben im Dunkeln und ihrer
Hände Tagewerk sind Erdhügel.
Student (hebt Finger, gestikuliert)
Prof. Was wollen Sie denn?
Student Herr Professor, der Mann da wischt Ihre Tafel ab.
Prof. (dreht sich um) Oh, oh, Herr ◼., aber, aber, warum
wischen Sie meine Tafel ab? Die habe ich ja noch gar
nicht besprochen.
Herr ◼. Der Chef will eine saubere Tafel in seinem
Kolleg haben.
Prof. Aber ich habe ja jetzt Vorlesung.
Herr ◼. Das hat mir keiner gesagt.
Prof. Aber das hören Sie doch.
Herr ◼. Man hört soviel. Ich habe den Auftrag, für das
Chefkolleg die Tafel sauber zu machen. Das beginnt in
einer 3/4 Stunde. (wischt weiter)
Prof. Herr ◼.! Wie bringe ich es Ihnen nur bei? Aber
Sie fahren ja VW, da hat es wohl keinen Zweck, Ihnen das
zu erklären.

Herr ■. (hat Tafel abgetrocknet, ab)

Prof. Ruhe, da oben! Nun, meine Damen und Herren, Sie haben in der Zwischenzeit ja lesen können, was auf der Tafel stand, und als Akademiker werden Sie wohl ein ordentliches Gedächtnis haben, vor allem als zukünftige Akademiker. Wenn nicht, sollten Sie lieber gleich Professor werden, statt anderweitig der Menschheit zur Last zu fallen.

Aud. (schreibt mit) - fal - len. Etwas langsamer sprechen, bitte, wir kommen nicht mit.

Prof. Nun, meine Damen und Herren, wo Sie so zahlreich vor mir sitzen, sehe ich schon wieder das drohende Gespenst einer Ärzteschwemme vor mir. Mit der Ärzteschwemme ist das folgendermaßen, meine Damen und Herren. Sie lernen hier etwas für das Leben, nicht nur für die Prüfung!

Sie kennen hoffentlich die Knollenblätterpilze? Gut! Die sind sehr gefährlich, richtig lebensgefährlich. Der Umgang mit ihnen, ihre Zubereitung und besonders ihre Einnahme. Deshalb sollte man mit einem Knollenblätterpilz im Bauch sofort zum Arzt gehen. Er gehört in die Hand des Arztes, er ist der typische Arztpilz. Im Süddeutschen sagt man 'das Arztschwammerl'. Weil es ein Arzt allein meistens nicht schafft, mit einem Arztschwammerl fertig zu werden, sagt man besser - im Sinne von Herrn Fey, der unter seinem Künstlernamen Karl Valentin manchem von Ihnen vielleicht bekannt ist - sagt man also besser 'das Ärzte-Schwammerl', Plural 'die Ärzte-Schwammerln' oder hochdeutsch die 'Ärzteschwämme'. Die Jusos und andere linken Chaoten beschweren sich oft darüber, weil die ärztlichen Standesorganisationen nicht müde werden, jedes Jahr kurz vor der Pilzsaison vor der Ärzteschwemme

zu warnen. Die Standesärzte haben halt Angst davor,
berechtigte Angst, wie mir scheint, daß sie zuviel werden
und der Bevölkerung gefährlich werden könnten. Ärzte
helfen dann nur noch Ärzten, weil es keine normale Bevölkerung mehr gibt, bei der man liquidieren kann.
Ärzteschwämme braucht man nicht zu suchen, sie stehen
überall: auf der Wiese, im Wald, auf Flugblättern, in
der Zeitung, sogar in einem Spiegel kann man sie finden.
Als Mittel gegen die Ärzteschwemme schlage ich deshalb
vor, daß die Ärzte selbst wieder mehr Ärzteschwämme
essen sollten.
Haben Sie dazu Fragen?
<u>Student</u> Ja, ich. Was kommt davon im Testat dran?
<u>Prof.</u> Alles natürlich, Sie Übereifriger!
Also, hier habe ich mal zusammengefaßt (weist nach rück-
wärts auf die Tafel), wie man sich auf ein Testat richtig
vorbereitet.
<u>Aud.</u> (zischt)
<u>Prof.</u> Ach, das ist schon weggewischt. Na, Sie werden aus
Ihren Fehlern auch so noch lernen. Ein paar Nullen gleich
zu Anfang werden Sie schon in Trab bringen.
<u>Aud.</u> (zischt)
<u>Prof.</u> Na gut, ich will versuchen, es aus dem Gedächtnis
zu rekonstruieren.
'X' sei die Stunde des Testats.
<u>Aud.</u> Aha
<u>Prof.</u>
x - 24h Erkundung der Prüfgewohnheiten des nächsten
        Prüfers.
x - 23h Eigener Sympathicotonus in Stress-Nähe
x - 22h Einberufung einer außerordentlichen Lerngruppen-
        sitzung.
x - 21h Man stellt fest, daß der Mensch 2 Lungen hat und
        das Herz sich in Epi-, Myo- und Endokard gliedert.
<u>Aud.</u> In was gliedert?
<u>Prof.</u> (schreibt es an die Tafel) Epikard, Myokard, Endokard.

Herr ▮. (nimmt einen Schwamm und wischt es wieder aus,
sobald der Professor beim folgenden Buchstaben ist)
Prof. Ich fahre fort:
x - 20h Heinz-Werner ist ein Ekel. Er verrät der Gruppe
        nicht, was die Prüferin Dr. ▮., genannt 'Diana',
        über das Moderatorband hören will.
x - 19h Die Lerngruppe stellt fest, überhaupt nichts zu
        wissen und alles übrige vergessen zu haben. Man
        beschließt, die restlichen Vorlesungen ausfallen
        zu lassen, zumindest aber das Medizinstudium auf-
        zugeben.
Aud. Ha - ha!
Prof.
x - 18h Einer liest aus der Zeitung vor: 'Junger Arzt
        mit besten Einkommensverhältnissen, Praxis in
        Stadtmitte, großzügige Villa in bester Wohnlage,
        sucht Lebensgefährtin'. Das gibt zu denken.
        Man beschließt, das Testat wenigstens zu versuchen,
        aufhängen könne man sich immer noch.
Aud. Im-mer - noch.
Prof.
x - 17h Der Stoffkatalog ist durchgearbeitet; irgendwie
        hat man von allem schon mal was gehört.
x - 15h Abends. Die Freundin wird vertröstet: 'Ich hab
        morgen Testat.Lieber nicht heute'.
x - 13h Bierselige Erkenntnis: An Wiederholern sind die
        vielleicht nicht so interessiert, es wird schon
        klappen.
x - 12h Die letzte Flasche ist leer. Der Prüfling ist
        out, aber glücklich.
Aud. Der Prüfling ist was?
Prof. (schreibt 'out' an die Tafel) Out! Und glücklich.
Das   'Glücklich' können Sie hoffentlich selbst buch-
stabieren.
Aud. Ja! Aber was ist mit der Freundin?
Prof. Heute nicht, basta! Ein Testat ist eine ernste
Angelegenheit.

x - 3h Der Prüfling erwacht, betätigt die Bauchpresse
        und frühstückt.

Aud. Tut das nicht sehr weh?

Prof. Was?

Aud. Die Bauchpresse.

Prof. (brüllt) Der Prüfling scheißt, Sie Anfänger!

Aud. (zischt) Pfui!

Prof. Soll ich nun weitermachen oder nicht?

Aud. Weitermachen. Aber ohne Scheiße (mürrisch).

Herr ▪. (wischt die Tafel ab, schüttelt den Kopf) Pfui!
Der Chef sagt sowas nie. Ds,ds,ds,ds.

Prof.

x - 2 1/2 h Der Prüfling geht von zuhause weg.

x - 2h   Der Prüfling findet einen Parkplatz.

Aud. Nicht so schnell, wir kommen nicht mit. Park- platz,so!
Parkplatz?!? Wo? Verraten Sie uns das? Am Schwarzen Brett
unten steht, daß man da abgeschleppt wird.

Prof. (ächzt) Lange halt ich das nicht mehr durch! Also:

x - 1h Der Prüfling sitzt in der Anatomievorlesung und
        erfährt etwas über das Gehirn. Er weiß, daß das
        Gehirn diesmal noch nicht geprüft wird und ist
        deshalb sehr gelassen.

x   Der Prüfling antwortet auf die Frage, ob der
        Nervus vagus aus dem Rückenmark kommt, mit einem
        kühnen 'nein'. Er erhält dafür 3 volle Punkte.

Aud. Warum?

Prof. Weil es stimmt.

x + 10 min Der Prüfling erhält von seiner vernachlässigten
        Freundin einen hoffnungsvollen Kuß.

Aud. Was für einen Kuß?

Prof. hoff-nungs-vol-len.

x + 1h Der Prüfling beschließt, auch in Zukunft stets die
        Vorlesung von Professor - hier meine ich meine
        Wenigkeit - zu besuchen, weil er hier fürs Testat
        eine moralische Aufrüstung erhält

Aud. - mora-lische Auf-rü-stung-er-hält.

Prof. Nun, meine Damen und Herren, das wärs für heute.
Jetzt ruft mich die Wissenschaft (wirft beim Wort
'Wissenschaft' den Kopf stolz in den Nacken. Schreibt
'Wissenschaft' an die Tafel). Die Wissenschaft!
Morgen erzähle ich Ihnen dann etwas über die Prüfungs-
gewohnheiten meiner lieben Kollegen. Schlimm,sage ich
Ihnen, schlimm - ist gar kein Ausdruck dafür. Also bis
zur nächsten Stunde. Und arbeiten Sie den heutigen Stoff
nochmal durch, damit Sie morgen bereits eine Grundlage
haben.
Aud. (klopft)
Prof. (ab)
Weibliche Stimme aus dem Auditorium Ist er nicht süß, der
Typ?
Männliche Stimme Nee, wenn der so blöd ist, wie er tut,
paßt er zu seinem Volvo.
Andere weibliche Stimme (traurig) ich habe gehört, der
liebt nur Hamsterweibchen.
Herr ■. Raus mit euch! Jetzt kann ich die Tafel schon
wieder saubermachen. 'Wis-sen-schaft'.Früher sagte man
Grashalm dazu. Gottseidank liest jetzt der Chef.
(macht Vorhang zu)

-------Ende------

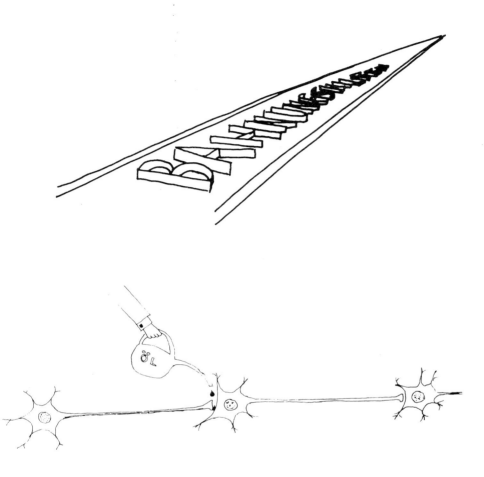

Synapsenschmiere
+ Eselsbrücken

Magendrehung

Ein kleines Viertelstündchen nur
dreht sich der Magen (wie die Uhr).
Im Bette liegend, auf dem Rücken,
sollst du auf ihn von oben blicken.

Genauso macht's der Nervus vagus,
(der ist verzweigt wie Asparagus).
Der **R**echte zu dem **R**ücken strebt,
der **L**inke lieber vorne lebt.

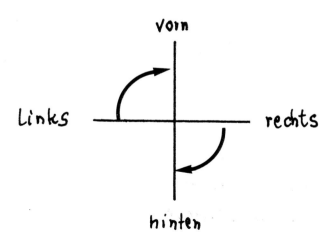

Die sensiblen Bahnen der Rückenmarks

(den meisten Prüfern zwar auch nicht so geläufig, aber
man kann nie wissen)

Es schalt't[1] der Schmerz in Gelatine[2]
und kreuzet rüber[3] auf die Seit'[4]
im Thalamus[5] tauscht er die Schiene[6],
zum Cortex[7] ist es nicht mehr weit[8].

Hast Schmerzen du, denk stets daran:
Seitlich läuft die Schmerzensbahn.
Macht auch das noch Kopfzerbrechen,
dann denk an schmerzhaft Seitenstechen.

Die Druckbahn[9] schaltet wie beim Schmerz[10] ,
doch liegt sie vorne[11] wie das Herz.
Folgendes du merken mußt:
Der Alpdruck sitzet auf der Brust.

I und A wie in Hinterstrang:
Tief[12] und Tast[13] sind hier so stark.
Ohne Schaltung läuft der Strang
bis in das verlängert' Mark.

Herr Goll beschrieb den Gracilis[14],
weil der zwar lang doch grazil ist.
Ein Maxirock, sehr eng und lang[15],
erinnert an den Gollschen Strang.

Der Cuneatus oder Burdach[16]
ist wie 'ne Jacke[17]; jetzt ist's einfach.
Das zweite Neuron[18] zeigt jetzt Reife
und kreuzt in der medialen Schleife.

In diesem Sinne und so weiter.
Versuch es doch, mal ernst, mal heiter.
Fremde Vers' sind schnell zerronnen,
selbst erdacht ist halb gewonnen.

---

1 Übergang vom 1. auf das 2. Neuron
2 Substantia gelatinosa und Nucleus proprius
3 Commissura anterior
4 Tractus spinothalamicus lateralis
5 Ncl. ventralis posterior thalami
6 poetisch: gemeint ist Umschaltung auf das 3. Neuron
7 Gyrus postcentralis
8 durch die innere Kapsel
9 Druck und grobe Berührungssensibilität
10 nämlich im Ncl. proprius und Thalamus, kreuzt im Rückenmark
11 Tr. spinothalamicus anterior
12 Tiefensensibilität
13 epikritische Sensibilität
14 Fasciculus gracilis oder Gollscher Strang
15 Anspielung auf das Innervationsgebiet (untere Körperhälfte)
16 Fasc. cuneatus, Burdachscher Strang
17 obere Körperhälfte, bildet lat. Teil des Hinterstrangs
18 aus den Hinterstrangkernen: Tractus bulbothalamicus

EINIGES ÜBER DAS KLEINHIRN

Funktion

Das Kleinhirn hat beim Walzerreigen
ganz schön zu tun, das wird sich zeigen.
Ist dein Partner nämlich schwer,
steigt die Muskelspannung[1] sehr.

Wenn im Rhythmus der Musik
stellst vor das Bein und dann zurück[2],
wenn Muskel- oder Sehnenspindel
im Dreivierteltakte feuert,

wenn informiert durch's Seitenbündel[3],
ist's das Kleinhirn, welches steuert.
Auch um's Gleichgewicht zu halten[4],
muß das Kleinhirn ganz schön schalten.

Rückenmarksbahnen

Buchstabier mal 'Cerebellum' richtig:
es hat zwei 'l', das ist sehr wichtig.
Daß kommen ebensoviel Bahnen
aus dem Rückenmark, ist schon zu ahnen.

Die hint're[5] zieht wie'n Lineal,
ihr Umschaltkern ist der 'dorsal'[6].
Sie kreuzt nicht und sie läuft dorsal,
ins Kleinhirn kommt sie ganz basal[7].

Die vord're 'o'-t wie beim Odysses:
crosses[8], vorne[9], oben[10], crosses[11].
Kapierst du dieses Mystikum,
bestehst du auch dein Physikum.

Wiederhole und merke dir, Bildungshungriger: Die beiden
Kleinhirnbahnen liegen im Seitenstrang des Rückenmarks,
ganz am Rand der weißen Substanz, wie eine Schale. Denk
an einen Apfel: Sinkt im Apfel der Turgor (≙ Tonus), so
schrumpft die Schale. Schrumpft beim Rückenmark die
Schale (Läsion, Tumor), so sinkt der Tonus. Und zwar
ipsilateral.

---

1 Regulation des Muskeltonus
2 Koordination des Bewegungsablaufs
3 im Seitenstrang: Tractus spinocerebellaris ant. und post.
4 Regulation des Gleichgewichts
5 Tr. spinocerebellaris posterior
6 Nucleus dorsalis (Ncl.thoracicus = Stilling-Clarke-Säule)
7 Pedunculus cerebellaris inferior
8 ca. 85% der Fasern, Commissura anterior
9 im ventralen Teil des Seitenstrangs: Tr. spinocerebellaris anterior
10 Pedunculus cerebellaris superior
11 im Kleinhirnmark

Die gern geprüfte Geschichte von der Pyramidenbahn

Präsent ist im Gehirn, figürlich,　　　　mot. Homunculus
die Motorik, falls willkürlich.
Der Riese Betz wohnt in Feld 4,　　　　Betz' Riesenzellen
sein Neurit strebt weg von hier
zum motorisch Vorderhorn,　　　　Rückenmark
welches grau und ganz weit vorn.
Sein Weg bis dahin ist voll Tücken,
die alle Prüfer stets entzücken.　　　　Lernmotivation

Durch der Innenkapsel Mitt'　　　　Capsula interna
muß hindurch er, der Neurit.
(Worauf bei einem Schlaganfall　　　　Klinischer Bezug
man besonders achten soll)
Im Mittelhirne sieht man ihn
im Zentrum der Hirnschenkel ziehn.　　　　Crus cerebri
In der Pyramide stutzt er!
Welchen Weg benutzt er?　　　　Decussatio
Die meisten seiner Brüder　　　　70 - 90%
kreuzen hier schon rüber,
sie ziehen in den Seitenstrang　　　　Tr.corticospinalis lat.
und kuscheln sich an die Kleinhirnbahn.Tr.spinocerebell.post.

Der Neurit jedoch, er denkt: 'Oho!
Kreuzen muß ich sowieso;
also bleib ich zunächst stur
vorne, neben der Fissur'.　　　　Tr. corticospinalis ant.

Des Neuriten Telodendron
endet mehrfach - wenn schon, denn schon -
an den majestätisch großen
Motorzellen oder bloß an
mickrigen Interneuronen,
die das Graue dort bewohnen.

———————————

Multiple Chancen

Mannigfaltig sind die Gründe,
weshalb die graue Cortexrinde,
die das Pallium überzieht,
man so häufig übersieht.

Erstens ist das Pallium
- aber frag mich nicht, warum -
nur ein esoterisches Gebild,
der Cortex aber, der ist wild.

Der zweite Grund ist schnell erzählt,
der Rindencortex, der verfällt
alsbald der Verwesung heim,
wenn unbehandelt mit Besenleim.

Die Rinde schließlich, Nummro drei,
geht beim Schneiden leicht entzwei.
Dem Cortex ist es einerlei,
ob seine Rinde noch dabei.

Ob Nerven, Blut und selbst Gebein:
Gut hat's einer mit Latein,
ein wenig Griechisch wäre auch ganz fein,
der fällt auf dies Gedicht nicht rein.

Abendfriede *

Stillvergnügt wa- wanke ich nach Haus.
Betäubt sind alle Sorgen bis auf eine.
Doch an der Mauer dort laß ich sie raus,
den Schlüssel find ich ganz alleine.

* Dieser Punkt steht nicht im GK, aber das macht nichts

~~ 55 ~~

Variationen über
D I E 1 2 H I R N N E R V E N

Thema: Nn. olfactorius, opticus, oculomotorius, trochlearis,
trigeminus, abducens, facialis, vestibulocochlearis oder
statoacusticus, glossopharyngeus, vagus, accessorius und
hypoglossus

I. Variation für kühle Rechner: I, II, III, IV, V, VI, VII,
VIII, IX, X, XI und schließlich XII.

II. Variation für einfache Mediziner: Ein Wolf, der opfert Ocker,
trotz trister Abendluft,
fakündet vesticocker
glossalen Vagusduft.
In den Acker hüpf hinein;
der letzte Reim muß nicht mehr sein

III. Variation für poetisch-funktionelle Mediziner:
Ein zarter Duft, ein Blick aus beweglichen Augen,
die von geknickter Sehne ins Antlitz gelenkt.
Schau seitlich! Lächle ihr zu!
Und höre; denn aus der Tiefe des Mundes ertönt ihr Gesang.
Genug! Du schüttelst den Kopf
und streckst ihr die Zunge heraus

IV. Variation für mensaessende Mediziner (stud. Beitrag):
Oft lassen optimale Ochsen trockene und triste Abfälle
verkochen und glotzen wahnsinnig aggressiv himmelwärts

V. Variation: für geschäftstüchtige Mediziner:
Eine ölverschmutzte Optik ist Okkultisten trotzdem trist.
Abdecken der fatalen statistischen Glossen wagen
Aktionäre nur hypothetisch

VI. Variation für abgebrühte Mediziner:
Ein öliger Optiker okuliert seine 4 trockenen Triebe im
Abdomen fäkal, statt sich auf dem Klo mit 10 vaginalen
Aktionen zu hypnotisieren

Raum für eigene Entwürfe:

I _____
II _____
III _____
IV _____
V _____
VI _____
VII _____
VII _____
IX _____
X _____
XI _____
XII _____

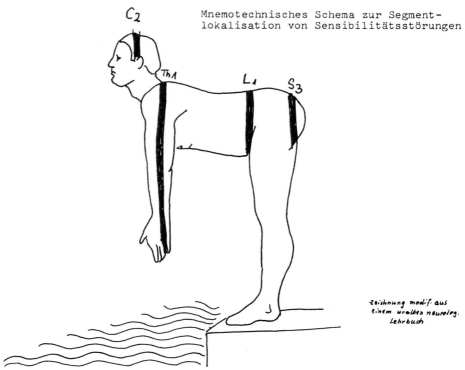

Mnemotechnisches Schema zur Segment-
lokalisation von Sensibilitätsstörungen

C_2

Th_1

L_1

S_3

Zeichnung modif. aus
einem uralten neurolog.
Lehrbuch

Ein Schwimmer sieht, bevor er schwimmt,
nicht geistreich aus, halt wie man's nimmt.
Doch die Segment an allen Vieren
kannst du jetzt sehr gut studieren.

Vom Ohr nach oben ist Ce-zwo,
die andern C's find'st irgendwo
dahinter. Als nächstes kommt Te-eins
am Dorn desselben Teha-eins.

Den Buckel runter rutschen kannst
bis untern Bauch (nenn ihn nicht Wanst!)
Hier überall ist noch Teha
von 1 - 12, aha, aha,
- so steht's ja auch im Sobotta -

Der Ledergürtel von der Hose
markiert L-eins , auch wenn's hier bloße.
Eh's Höschen endigt, ist S-drei.
Mediziner finden nichts dabei.

ALSO MERKE: S_3 LEITET DIE 4 BUCHSTABEN EIN

15 (in Worten: fünfzehn)

Metamorphosen*

im Reiche

der Natur,

1. malig

beobachtet

von

FP

* nach Werken alter Meister (v.a. BuchER)

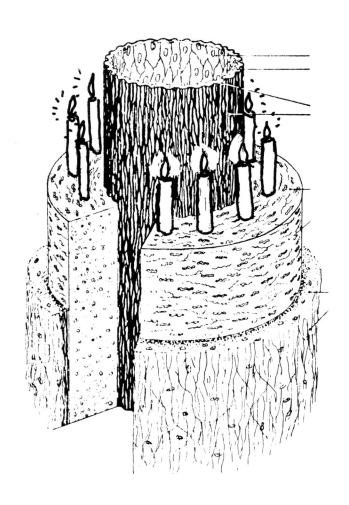

Tortenessen ist sehr labend
auch und g'rade jetzt am Abend.

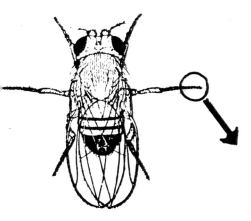

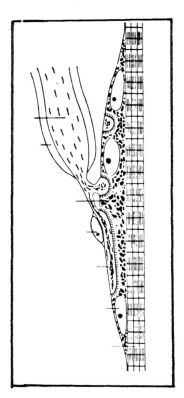

Wie ein Insekt die Wand raufsteigt,
dieses Bild sehr deutlich zeigt.

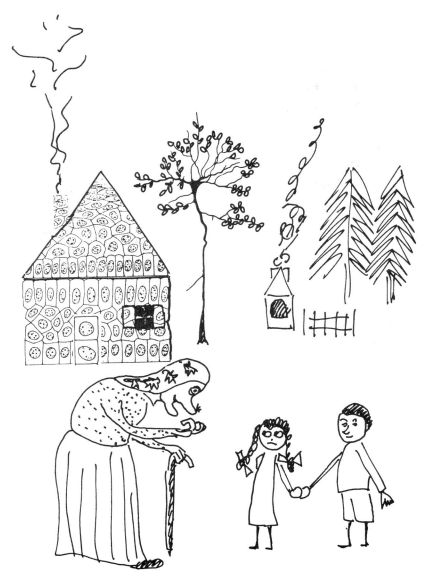

Das Haus, gebaut aus Epithel
ist der Hexe ihre Fell
Mandelkerne sind sehr gut,
doch sind die Kinder auf der Flut

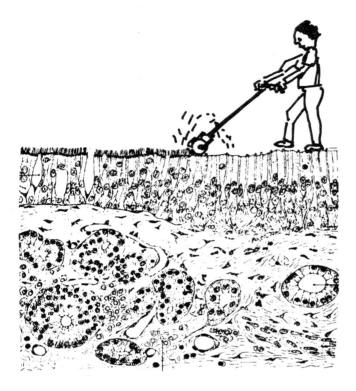

Gartenarbeit ist ein Segen
und sie hilft den Atemwegen.
Mähe nicht am falschen Ort,
sonst kriegt Du den Schnupfen dort.

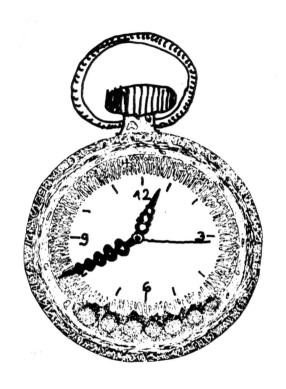

wir sehen, wie Herrn Peyers Plaque
unermüdlich macht tick-tack.

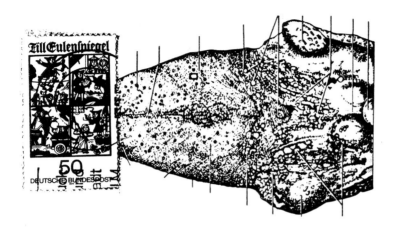

Auch wenn der Tilly nicht mehr lebend,
hinten ist er trotzdem klebend.

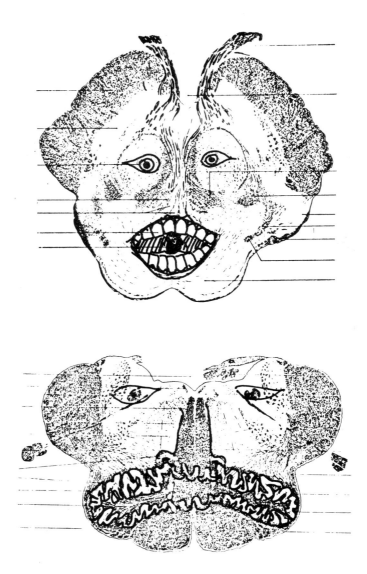

Die Mesen-Zenzi, die ist lüstig.
Olivia dagegen krustig.

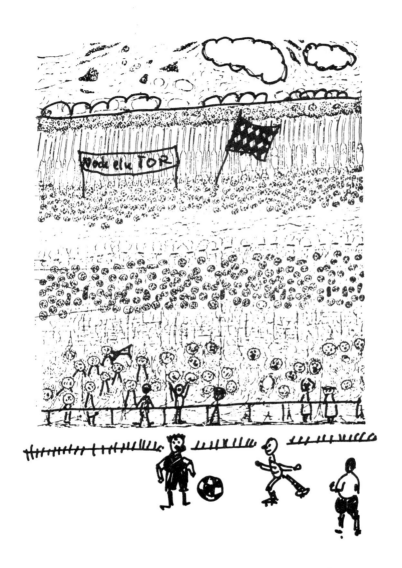

gar leicht kann das ins Auge gehn,
wenn seinen Hut nimmt Helmut Schön.

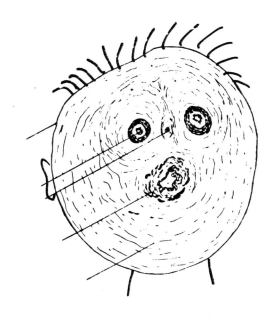

„Mama", schreit dieser kleine Wicht:
„ich finde meinen kuchen nicht."

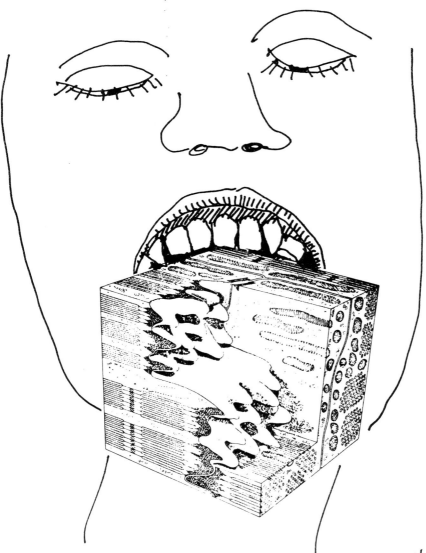

Vom Herz man viel aus Büchern weiß,
doch ist es auch ne leckre Speis.

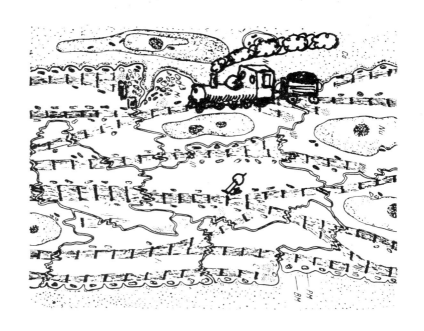

Die Lok, die ganz veraltet mutet,
nostalgisch ist gar, wenn sie tütet.
Noch fährt sie fröhlich ihre Reisen,
systolig schmeißt sie's aus den Gleisen.

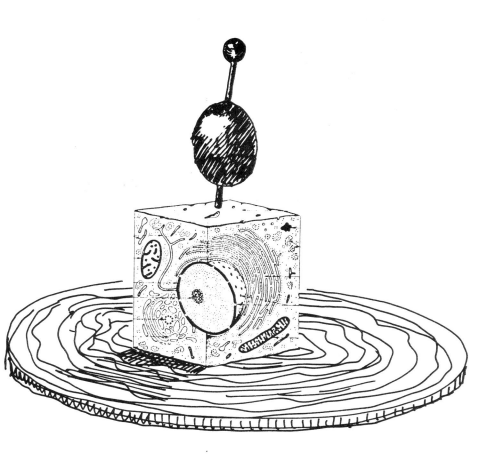

ein Zeller Häppchen ist pikant,
doch durchaus nicht sehr unriskant:
denn was Dir scheint so schön kompakt,
entpuppt sich gern als Artefakt.

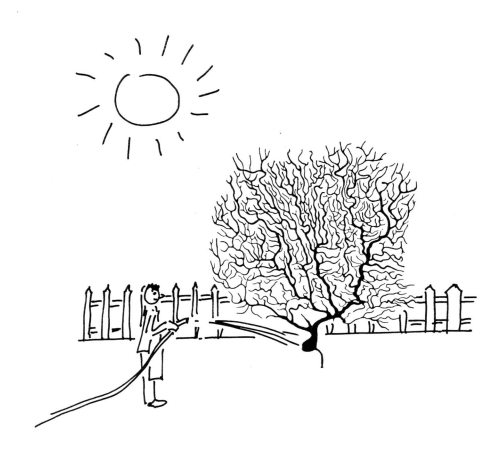

Es goß sein eig'nes Bäumelein
Herr Purkinje, im Sonnenschein.
Auch wenn er tot ist mittlerweil,
sein Bäumchen ist noch immer heil.

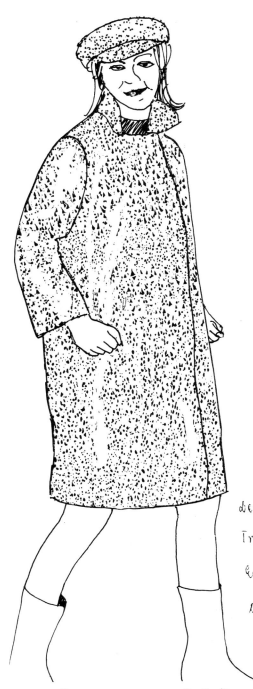

Den Mantel aus dem Hause
                    Nissl,
Trägt man im Regen und
                    im Niesl;
er wird zwar nicht sehr
            oft bedichtet,
doch schützt er dich,
        vielfach beschichtet.

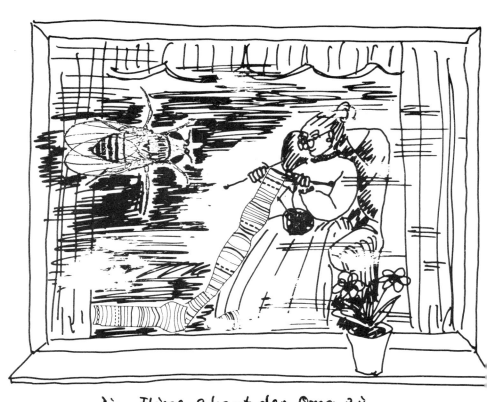

Die Fliege schaut der Oma zu,
die stört das nicht in ihrer Ruh.
Die Oma klappert an dem Strumpf,
der wird so lang, bis an den Rumpf.
Die Oma strickt was für den Winter,
die Fliege denkt an ihre Kinder.

Die Fliege ist der Oma gram,
daß die ihr die Drüsen nahm.
Die Fliege sieht, bei locus 8
die Oma einen Fehler macht;
und schadenfreudig sie sich denkt:
das Bein wird sicher ausgerenkt.

BAZAR

Freie Mitarbeiter gesucht, die uns orig. mikr. Prüfungspräparate, auch Schädel etc. zusenden. Gutes Hon. VFA, Abt. VC-Angelegenheiten. Postf. 605 007 5300 Bonn 3

Zeugen gesucht! Am 18.11. geg. 17 Uhr wurde mein gelber MB 280 von einer unbekannten Ente zugeparkt. Der mask. Fahrer (Vollbart) gab die Ausfahrt erst frei, als ich seiner erpresserischen Forderung zum Schein nachgab, das 7. Testat vom 24.12. auf den 10.1. zu verschieben. Wer kennt diesen Mann? Gute Belohnung! (VB 3 Punkte) Tel. 02221-731

10 freiw. VPs gesucht, die in e. Lange. Vers. m. Entdeckg. überprüf. dass es sich nach dem Frühstück leichter el. rasiert als gleich nach d. Aufstehen. 1 Fl. Aftershave w. geboten. Männl. VPs bevorz., aber nicht Beding. Ang. an Verlag

Ia Muskelmesser, nur 1x gebr., im Nam. m. Mand. nur an Liebhab. zu verkaufen. Anfr. v. Behörden, Instit. usw. zwecklos. Dr. Nirlow, Rechtsanwalt

Grösserer Posten von bunten Gummischürzen, leicht defekt, zu verschenken. Beachten Sie bitte auch unser reichhaltiges Angeb. an Sauerkrautgerichten. GURKI, Essiggurkenfabrik, feinste Delikatessen für Jedermann. 4711 Entenhausen, Industriegebiet

Fehlen noch mikrosk. Präparate in Ihrer Sammlung? Wir besorgen sie fachmänn., diskret und garant. original in kürz. Zeit. Lauf. Neuzugänge. Preisl. anfordern. Gratis. VFA Postf. 60 50 07 5300 Bonn 3

Mäzen gesucht, der die wiss. und komm. Ausbeut. meiner neuen Entdeckung (nach dem Frühstück rasiert es sich elektr. leichter als vorher) finanziert. Biete Doktorarbeit innerh. 3 Mon. Frdl. Angeb. an den Verlag.

Kontaktwünsche? Damen zw. 17 u. 77 inserieren kostenlos im "Präp-Echo". Medizinstudenten nur bester Kreise lesen Ihre Bildanzeige. VFA, Postf. 605007, 5300 Bonn 3

Sammlung amat. Fangfragen wegen Pensionierung meistbietend zu verk. Ang. an Verlag

Kleinstkamera, besond. für Aufn. a. d. Saal geeign. von ehem. stud. med. geg. Höchstgebot. zu bes. bei Präparator Müller

Hier fehlt

Ihre

Anzeige

Formalin-Fett-Gemisch, die begehrte Duftnote für medi's. Erstsemester. Nur bei Parfüm-Klein, mit Niederlass. in Mensa, am Stadttheater und im Flughafen Departure A. Tägl. bis 20 Uhr geöffnet.

Verständnisvoller Prüfer gesucht, da umständehalber (bevorstehende Atlantiküberquerung) wenig Lernmögl. Angeb. mit Preisforderung an Tel. 089 363738

Alle reden von der Graugans. Ich möchte auch mitreden. Wer klärt mich diskret auf? Bin Assist. in e. anatom. Institut. Alle Zuschriften werden beantwortet. Nr. 04-1040 Verlag

Pens. Kriminalbeamte für int. Tätigkeit bei gutem Honorar gesucht. Vesalius-Club Bonn

Wer hat sehr gute Verbindung zum IMPF? Dringend! Zahle Spitzenpreis. 14762 Verlag.

Versierter Rechtsanwalt zur Abwehr von Beleidigungsanzeigen gesucht. Der Autor dieses Buches.

Durch das Mittelhirn fliesst der Aquädukt. Anatomische Weisheit.

Achtung! Nachhilfelehrer und Tutoren! Rohrstöcke neu eingetroffen. Lehrmittelhaus Streng (bekannt für stets gute Qualität)

Bei manchem Prüfer beneidet man die Leiche: die wird besser behandelt. Student. Weisheit

Amtliche Bekanntmachung! Infolge Ausscheidens eines Mitarbeiters hat sich die innerbetriebliche Hackordnung geändert. Ich bitte dies künftig zu beachten. Der Institutsdirektor.

SKALPO, das Präparierbesteck für die Dame. Für Männerhände viel zu chick! Sanitätshaus Wanda.

Der Ak Präpkurs trifft sich am Do 20 Uhr im Keller der Begegnungsstätte für gute physiologische Zusammenarbeit zu einer Dichterlesung „Die ganz begreifl. Angst vor Testaten". Wer besorgt Pfeifentabak?

Wollen Sie die Wahrheit über die Anatomen wissen? Werden Sie selbst einer! Guter-Rat-Verlag.

Durch den Alkohol endlich zu geistiger Klarheit gelangt suche ich eine bekehrungsfreudige Dame pass. Alters. Bitte melden unter d. Kennwort "Prost" im Augustinerkeller tägl. ab 16⁰⁰

Dicke Tänie! App ins Haus! merken sich Studenten beim Dickdarm. Dies und noch viel mehr erfahren Sie exklusiv nur in meiner Vorlesung. Prof. Arep.

Suchen noch einfallsreichen Schriftsteller mit guter Schreibe zw. Verfassen zündender Kontaktanz., Tatsachenber. u. Leserbriefen auf Hon. Bas. Red. Präp-Echo Bonn

Um anderslautenden Gerüchten zu begegnen, legen wir Wert auf die Feststellung, dass wir Herrn Prof. Dr. Pera den Literaturnobelpreis bisher noch nicht verliehen haben. Den Medizinpreis übrigens auch noch nicht. Komitee A. Nobel, Stockholm.

Wir suchen guten Cytogenetiker, der mal die Chromosomen des Anatomiechefs untersucht, da der Eindruck besteht, dass dieser eine ganz gefährliche Bande hat. Bez. Terminvereinb. bitte melden im Fachschaftzimmer (Sprechst. Mo od. Fr 12⁰⁵-12⁰⁷, in den Ferien geschlossen)

Pera incognita ist nicht, wie verlautete, ein Synonym für das wissenschaftliche Œvre von Herrn Professor Pera, sondern ein ganz abgeschmacktes Wortspiel eines übelbeleumundeten Doktoranden, den wir bereits einstweilig verfügt haben. Dr. E. v. Wasserfloh, persönl. Referent von Professor Pera

Aus gegebenem Anlass teile ich meiner verehrlichen Kundschaft mit, dass sich meine Spezialkamera zur Fotographierung von Tischgruppen in Aktion derzeit in Reparatur befindet. Für die Zwischenzeit empfehle ich -allerdings auf eigenes Risiko - sich an meinen Konkurrenten Ernst Leiz in Wetzlar zu wenden. Nach Wiederherstellung derselben bitte ich Ihr früheres Vertrauen auch auf meine künftige Tätigkeit zu übertragen. Carli Zeiss.

Der Ak Marmelade gibt bekannt: Wir haben den Autor des aktuellen Werks „Die ganz begreifliche Angst vor Testaten" zu einer Dichterlesung gewinnen können. Ausnahmsweise Raucherlaubnis. Wie immer bei Monika, Ihr wißt schon wo.

Die Burschenschaft Niederbavaria beehrt sich kundzutun, dass sie der Autor des vielgerühmten Bestsellers « DIE GANZ BEGREIF— LICHE ANGST VOR TESTATEN >> am Freitag 20 c.t. mit seiner Anwesenheit beehren wird !
Gaudeamus igitur !
Zu diesem freudigen Anlass haben wir ein bayerisches Starkbier brauen lassen und es zu Ehren unseres Ehrengastes
(Im) PERATOR
getauft. Gäste sind herzlich willkommen !

Freiheit ist, wenn Leute frei.
Freiheit ist, wenn Bräute frei.
Freiheit ist, wenn Häute frei.
Freiheit ist, wenn heute frei.
(Jowo Göte, Freiheitsdichter, dichtet auch für Sie oder Dich. Gegen kleinen Aufpreis gerne auch anonym. Postf. 1, Kleinerleburg, NF)

Zigarrettenkiepe, Marke unleserl., im Gummibaumtopf gefunden. Abzuholen im Chefsekretariat

---

Der anatomische Aquarienbund Ortsgruppe Passau, lädt zu einer Mitgliederversammlung ein, am Dienstag 20 Uhr im Clubbassin. Der bekannte Guppyhalter Pera wird seine Neuzüchtung
„Prüfungsschwänzchen"
expressis verbis, mit dias und naturas vorstellen.

Mitteilung : Auf Grund nicht abreißender Anfragen weist der Veranstalter darauf hin, daß beim diesjährigen Präpaball kein Kostümzwang (Kittel, Kopftuch, lange weiße Plastikschürze) besteht. Gummihandschuhe sind erlaubt, aber nicht gefordert. Der Saal ist gut geheizt. Wahl des schönsten Prüfers ! Viele Überraschungen ! Punktangelspiel !

Forschungsruine, Neuwert 2 Mill., orig. Verpackt, wegen Themenwechsel billig abzugeben. DFG Bonn, Wiss. Zentrum.

Genossen ! Die Kadergruppe Rote Pinzette ruft Euch zum Schulungs — abend . Ort u. Zeit geheim. Diesmal: Die Entlarvung eines Heuchlers ! Unter der Maske eines harml. Garbenarbeiters versucht der rev. imp., mon.-kap., maoist. etc. Demagoge Pera mit seiner Hetzschrift (die ganz b. A. v. T.) zum Selbstdenken zu verführen. Seid auf der Hut, wenn Euch dieses zersetz. Machwerk in die Hände gerät. Wartet auf die Weisungen der Partei.

Autogrammstunde : Gegen erfolgreiche Ablage von allen Testaten und Nachweis ständiger sachkundiger Anwesenheit erhalten Interessenten zu Semesterende in einer kleinen Feierstunde ein pers. Autogramm vom Kursleiter. Geschenke sind beim Saaldiener zu deponieren.

Anatopoëtische Hirngespinste *

Vergeblich will der Mensch kapieren
sein eignes Hirn im Schädel drin;
drum sieht man ihn studieren
der Windung tiefen Sinn.

Es denkt, so denkt er sich, wie er:
Hier ein Häppchen, da ein Häppchen,
ein paar Fasern kreuz und quer.
Informationen sind ja Schnäppchen.

Visus nach 17, Motorik nach 4,
der Heschl liegt quer, das Riechen ganz unten,
die Seele ist dort oder da oder hier.
Bald hat er alles richtig gefunden.

Die Gelehrten auf dem hohen Ross
sagen, wie's Gehirn denkt in diesem Jahr.
"Οἶδα οὐδέν εἰδώς",
sagt Sokrates; auch das ist wahr!

Gegen die Gelehrten bin ich ein dummer Wicht
und fühle mich immer zu spät.
Ihre Theorien, die versteh ich nicht,
und nächstes Jahr sind sie obsolet.

Weil dem so ist, bin ich so frei
und steuere dazu auch was bei,
Selbst wenn meine Denkungsart
vielleicht schon hat ein' langen Bart.

Hab ich einen in der Krone,
fühl ich zittern die Neurone.
Doch lieber noch als Dornsynapsen
seh ich ein schönes Weib mit Strapsen.

---

* Dem guten Geist der Bonner Anatomie, Herrn Dr. med.
Czeslaw Andrzejewski, gewidmet

Die Falten auf der Denkerstirn
künden von dem krausen Hirn.
Gyrencephal ist es beschaffen
das Hirn des Menschen und des Affen.

Sogar die Katze ist begyrt,
mit Falten ist ihr Hirn verziert.
Nur Mäuse, die die Mieze biß,
haben Hirne, die sind liss.

Liss der Has' und andre Viecher,
die zwar haben einen Riecher,
doch sie haben nicht viel Mut.
Schmecken tun sie trotzdem gut.

Beim Mensch, dem Herren der Natur,
ist kein Hirn genau wie's andre.
Faltig sein ist keine Schande,
und Gyri verleihen ihm Statur.

Nun gibt es aber durchaus Damen,
Herren auch, ich kenne Namen:
Wenn Falten auf der Stirne sind,
stört's ihre eitle Hirnesrind'.

Sie geben Geld in Mengen aus,
sind verdrießlich auch zuhaus,
kaufen Salben und Kompressen,
schmieren Schlamm sich in die Fressen.

Sie schlafen lang, denn Schlaf macht schön,
sie denken wenig, das strengt an.
Und wenn sie mal spazierengehn,
ziehen sie Sonnenbrillen an.

Sie machen's, wie in der Reklame
empfahl es neulich eine Dame;
nachdenken ist dabei verpönt,
Hauptsach', das Gesichtchen wird geschönt.

Sie sagen: "Glatt will ich sein wie Lack,
die Haut wie Samt.
Ich will nicht so aussehen wie ich bin,
sondern so wie damals.
Als das blöde Hirn noch jung war und glatt.
Als ich noch beliebt war, statt matt.
Als andere für mich dachten,
auch wenn ich sie dafür haßte.
Nur durch das Selbst-denken-müssen
spiegelt sich mein Gehirn auf der Stirn.
Mein Denken gefällt mir nicht
und mein Gesicht schon dreimal nicht.
Habe ich falsch gedacht?"

Sie sagen: "Sieh mich an! Schon wieder ein Fältchen!
Ich wage gar nicht mehr in den Spiegel zu schauen.
(Der Spiegel ist der schlimmste Feind, das Gesicht
ist der Spiegel der Seele).
In diesen Spiegel will ich nicht sehen.
Bewundert werden ist viel schöner,
als sich mit sich selbst abfinden zu müssen".

Sie sagen: "Ich will doch schön sein für Dich.
Deshalb muß ich zur Faltenbüglerin,
die Mode will es, oder Du siehst Dich nach einer
anderen um.
Es kostet viel Geld.
Andere hungern vielleicht,
aber ich bezahle ja, und auch
Schönheitsinstitute wollen leben.
Die unterentwickelten Völker sind zu faul;
sie könnten sich ja unsere überflüssigen Äpfel
von der Müllhalde holen,
und unseren Butterberg runterrutschen und
sich die Finger ablecken oder sonstwas".

Vor dem Alter haben sie Schiß,
gleichen wollen sie einer Miß.
Sie glätten ihre Häute, bis
auch ihr Hirn ist endlich liss.

Das Rad der Zeit zurückdrehn,
die Evolution zurückgehn:
vom Mensch zum Hasen
- Skihase, Betthäschen,
- Schmollmund, Stupsnäschen -
Erwachsensein in Maßen.

Gyri haben, wie ihr Name sagt,
keinen Anfang und kein Ende.
Wann sie kommt die nächste Wende?

Da bin ich wirklich überfragt.

WICHTIGER NACHTRAG:

Das Auswendiglernen der in diesem Werk versammelten Sprüche kann das Studium eines gründlichen Lehrbuchs oder das Besuchen meiner Vorlesungen nicht ersetzen, sondern höchstens stellenweise erleichtern.

R A U M   F Ü R   N O T I Z E N

Inhaltsverzeichnis

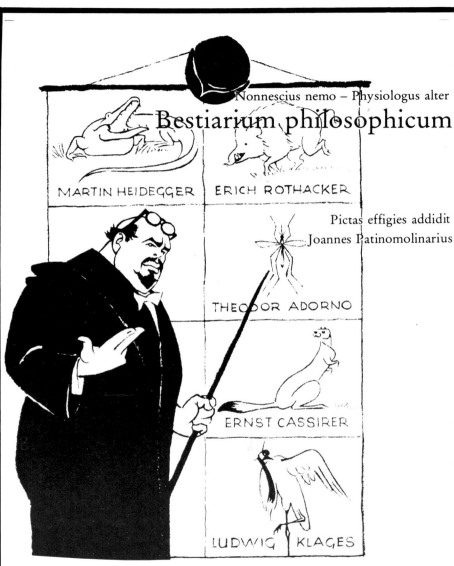

Nonnescius nemo – Physiologus alter

Bestiarium philosophicum

MARTIN HEIDEGGER — ERICH ROTHACKER

Pictas effigies addidit
Joannes Patinomolinarius

THEODOR ADORNO

ERNST CASSIRER

LUDWIG KLAGES

316 Seiten, kartoniert, DM 19,80
ISBN 3-416-01300-X

BOUVIER VERLAG HERBERT GRUNDMANN · BONN

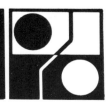